陈修园

著

陈竹友

点校

俞慎初
俞长荣
黄春源

审阅

中医启蒙经典·名家校注南雅堂陈修园医书

伤寒真方歌括

海峡出版发行集团
THE STRAITS PUBLISHING & DISTRIBUTING GROUP
福建科学技术出版社
FUJIAN SCIENCE & TECHNOLOGY PUBLISHING HOUSE

图书在版编目（CIP）数据

伤寒真方歌括 /（清）陈修园著 ; 陈竹友点校 . --
福州 : 福建科学技术出版社 , 2019.10
（中医启蒙经典 . 名家校注南雅堂陈修园医书）
ISBN 978-7-5335-5848-2

Ⅰ . ①伤… Ⅱ . ①陈… ②陈… Ⅲ . ①《伤寒杂病论》 -
方歌 - 注释 - 中国 - 清代 Ⅳ . ① R222.27

中国版本图书馆 CIP 数据核字（2019）第 064000 号

书　　名　**伤寒真方歌括**
　　　　　　中医启蒙经典·名家校注南雅堂陈修园医书
著　　者　陈修园
点　　校　陈竹友
审　　阅　俞慎初　俞长荣　黄春源
出版发行　福建科学技术出版社
社　　址　福州市东水路 76 号（邮编 350001）
网　　址　www.fjstp.com
经　　销　福建新华发行（集团）有限责任公司
印　　刷　福州德安彩色印刷有限公司
开　　本　700 毫米 ×1000 毫米　1/16
印　　张　5.25
字　　数　65 千字
版　　次　2019 年 10 月第 1 版
印　　次　2019 年 10 月第 1 次印刷
书　　号　ISBN 978-7-5335-5848-2
定　　价　20.00 元
　　　　　书中如有印装质量问题，可直接向本社调换

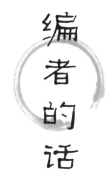

编者的话

　　陈修园（1753—1823），福建古代名医之一，其善于继承整理古典医籍，功力深厚，涉猎广泛，博采众长，学术上医文并重，法古而不泥古，继承创新并举。他注疏经典，启迪后人，是一位中医科普大家和卓越的教育家。

　　此套16种陈修园医书（原丛书名为"新校注陈修园医书"）自20世纪80年代由我社出版以来，深受广大中医爱好者和海内外中医界同仁的喜爱，同人脍炙，梨枣再易，总印数达50多万册，并先后荣获首届全国优秀医史文献图书暨中医药工具书银奖、全国首届古籍整理图书三等奖等多项省部级与国家级奖项。为了更好地阐发其学术价值，增强可读性，此次按现行编辑规范全面重新审读和梳理，定名为"中医启蒙经典·名家校注南雅堂陈修园医书"。

　　与其他陈修园医学丛书不同的是，本套丛书校注者不乏闽派著名临床医家、医史学家、我国首批500名老中医专家，他们中有原福建中医学院院长俞长荣、享医史界"南俞北马"之誉的"南俞"俞慎初教授、五世医家的林庆祥中医师。其次，此套丛书校注既遵从医古文规范精妙到位，又贴合临床，从临床角度多有发挥，更切实用性与启发性。为了凸显本套丛书的校注特色，我们基本还原和保留了校注者的校注原貌。

　　值此丛书问世之际，我们深切怀念"新校注陈修园医书"的倡导者、组织者、策划者——我国已故著名中医学家、医史大家俞慎初教授。此次，由俞慎初之女、"新校注陈修园医书"原责任编辑、我社原副社长副总编辑俞鼎芬编审组织联系，我们再次探访了几位校注者。在重新整理此丛书的过程中，我们深为老一辈中医药专家对中医事业的认真执着、无私奉献和不懈追求的精神所感动。他们的精神永远铭刻在我们心中，并激励着后人求索奋进。

　　由于原版书校注年代久远，经过多方努力，仍无法与所有校注者一一取得联系，望校注者或其亲属看到此套丛书后尽快与我社联系，我们将按有关规定寄赠样书并付稿酬。

　　再次感谢为此套丛书出版倾注大量心血的前辈们！

编者
2019 年 5 月

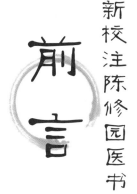

新校注陈修园医书

前言

　　陈修园（1753—1823），名念祖，福建长乐人。他学识渊博，医理精湛，不仅是一位富有创见的医学理论家和医术超群的临床家，同时也是一位杰出的中医科普作家。

　　陈氏热爱祖国医学，以继承、发扬这一宝贵的民族文化遗产为己任，孜孜不倦地为之奋斗终身。他对古典医籍的钻研，功力深厚，涉猎广泛，并博取众长，结合个人实践体会，写出许多著作，因而自成一家。特别可贵的是，他不鄙薄貌似浅易的中医普及工作，数十年如一日，本着"深入浅出，返博为约"的精神，采用通俗易懂的文字，阐释古奥艰深的中医学理，为后学者开启了升堂入室的方便之门。

　　陈氏著作颇多，业经肯定的有《神农本草经读》《时方歌括》《时方妙用》《医学三字经》《医学实在易》《医学从众录》《伤寒论浅注》《金匮要略浅注》《伤寒真方歌括》《金匮方歌括》《长沙方歌括》《景岳新方八阵砭》《灵素集注节要》《女科要旨》《十药神书注解》《伤寒医诀串解》等十六种，包括了从基础到临床，从入门、普及到提高等方面的内容，体现了陈氏的理论、心法和经验。其文字质朴洗炼，畅达优美，歌诀音韵，脍炙人口；其内容深入浅出，切于实用。有人称道他的文章是"连篇累牍而不繁，寥寥数语而不漏"。他的著作，一百多年来流传广泛、影响深远，成为中医自学与教学的重要书籍。

因此，搜集、整理陈氏的医学论著，并加以发扬光大，是中医学术界一项责无旁贷的任务。为此，我们选择了陈修园著作的适当版本，进行了校勘、注释和标点断句，并由福建科学技术出版社分册出版。

祖国医学在漫长的历史发展过程中，虽然几经摧残，但仍人才辈出，代有名家，经验日益丰富，理论不断发展。此中道理，值得探讨。我们希望通过陈修园著作的校注出版，有助于更好地，全面、系统、深入地研究陈氏的学术成就和学术思想；有助于探索中医名家的成长道路，摸索中医人才的培养规律；同时，也给中医临床、教学、授徒与自学提供一份宝贵的参考资料。

然而，由于时代的局限和遵古太甚，陈氏对于祖国医药学的发展，难免认识不足，对持不同学术观点医家的批评，未免失之过激，这是学习、研究陈修园学术思想时应该注意的问题。

中华全国中医学会福建分会
"新校注陈修园医书"校注组
1981 年 8 月

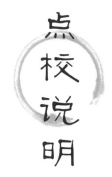

一、本书以锦章图书局印行的《陈修园先生医书新增七十二种》本、三星书店发行的《陈修园医书四十八种》本及上海科学技术出版社 1958 年版为主互参，择优从之；并参阅其他有关医籍，如《医宗金鉴》《伤寒论选读》等；对其中脱漏、衍文、讹字和版本异同，皆细加考校，同时在注释中加以说明，不任意匡改。

二、本书卷次、篇章均依底本排列，现将繁体字直排，改为简化字横排。排式变更造成的文字含义变化予径改，如"右"改为"上"，并采用现代标点。

三、底本目录与正文有出入时，依据其实际内容予以调整，力求目录与正文标题一致，不另加注。

四、凡底本无误，校本有误的，不改不注。底本引文虽有化裁，但文理通顺又不失原意者，不改不注。唯底本有误或引文改变原意时，方据情酌改，或仍存其旧，并酌情出注说明。

五、底本中的异体字、通假字、古今字，或改为简化字，或保留底本原字，并酌情出注。

六、底本中某些中药名和中医专业术语具有时代特色，故中药名和中医专业术语与今通行名不同者，为保留古书原貌和时代特色，不作修改。

七、底本中疑难字句、冷僻字及重要特殊术语等，酌情简要出注。

八、为保留古书原貌，底本观点及理论不作任何删改，药物剂量亦采用旧制，个别当今已禁用或改用替代品的药物也未作改动，请读者注意甄别。

九、参加本书初稿校注的还有：福建中医药大学七九级高卫国、丁铭二位同志。

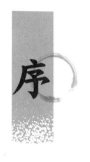

序

医至仲景甚矣〔1〕，六经之理至《伤寒论》尽矣。自宋景濂学士创为非全书之说〔2〕，而后之注是书者，任意删移，各抒臆说，刀圭家苦无适从〔3〕。吾闽陈修园前辈，精于医理，尝取仲景《伤寒》，揭其要旨，分经辨证，各立方例，间有未尽明者，复详注其所以然之妙，末录魏念庭先生跋语以殿之〔4〕，颜曰：《真方歌括》。读者果得其解，是亦卫生之一助也〔5〕。若夫引伸触类，不泥于法，而亦不背于法，神而明之〔6〕，则存乎其人矣。

咸丰己未重阳前二日后学林寿萱　谨序

〔1〕甚：非常兴盛、发达。1963 年上海科学技术出版社版（以下简称上海科技版）为"圣"。

〔2〕宋景濂：即宋濂（1310—1381），字景濂，号潜溪，浙江浦江人，明初文学家。宋濂在《赠医师贾某序》中，说张仲景书"第详于六气所伤，而情欲食饮罢劳之所致者，略而弗议，兼之文字错简，亦未易以序求之也"。所以说他"创非全书之说"。

〔3〕刀圭家：医家。刀圭，古时量取药物的用具，后亦称医术为"刀圭"。

〔4〕魏念庭：魏荔彤，字念庭，清，河北柏乡县人，著有《内经注》《伤寒本义》等。　殿：放在最后。

〔5〕卫生：犹养生。

〔6〕神而明之：深刻领会而且进一步阐明它。

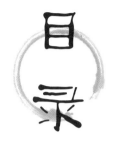

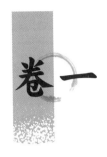卷一

太阳上篇方法

太阳为寒水之经[1]，主一身之肤表。邪之初伤，必自太阳经始。《论》云：太阳为病，脉浮，头项强痛，恶寒。统伤寒、中风而言也。伤寒，详见中篇。

兹请先别中风之病。《论》云：太阳病，发热，汗出，恶风，脉浮缓，或见鼻鸣干呕者，为中风病，主以桂枝汤。服汤啜粥，得漐漐微似汗则愈[2]；若服桂枝汤，大汗出不解（所以然者，以风邪得微汗则除，得大汗反不除；病不去，则变浮缓之脉而为洪大），仍用桂枝汤取微似汗则愈；倘若不愈，则病如疟状，日再发，邪浅欲散。宜桂枝二麻黄一汤撤其余邪，则全愈矣。

前症是汗后余邪未尽，以小剂为缓汗法。此症是过经不解，不可不汗，故制此汤以急汗之；不可大汗，故制小剂以小汗之。人知大剂急汗之法，而不知小剂亦有急汗之法也。

若太阳病，得之八九日，头痛、项强，虽日久而未去，热多寒少，往来如疟而频发，本论云：一日二三度发。是邪浅而欲衰；面上反有热色，身痒，

---

〔1〕太阳为寒水之经：指足太阳膀胱经。

〔2〕漐（zhē 蛰）漐：微汗不断。

必得少汗而全愈，宜桂枝麻黄各半汤主之[1]。

桂枝症而兼喘者，宜桂枝加厚朴杏仁汤主之。

若烧针针处核起，因惊而发奔豚者，宜灸其核，以桂枝加桂汤主之。

若奔豚症欲作未作[2]，其悸只在脐下者，宜茯苓桂枝甘草大枣汤主之。

若悸在心下，叉手冒心者[3]，因发汗过多所致，宜桂枝甘草汤主之。

若误汗遂漏不止[4]，恶风，小便难，四肢拘急者，宜桂枝加附子汤主之。

若桂枝症误下之后胸满者，是阴邪盛于阳位，恐芍药附和阴气，宜桂枝去芍药汤急散之；若兼恶寒者，恐姜、桂力微，宜桂枝去芍药加附子汤以温散之。

若汗后阳虚、阴气凝聚身痛者，以桂枝新加汤行其阳气。

又有太阳传入本腑症，发热六七日不解，烦渴饮水，水入即吐，小便不利者，宜五苓散表里两解之。

又有太阳里症，而表邪俱在，下后，心下满[5]，小便不利者，宜桂枝去桂加茯苓白术汤，利水则表邪自化[6]。

此皆太阳症虚邪之方法也[7]。

---

〔1〕宜……主之：陈氏的这种句式，已经不是沿用仲景的笔法。仲景凡用"××汤主之"的"主"，均有主方主证的意思；"宜××汤"的"宜"字均有斟酌权衡的意思，"宜"与"主"从不并用。

〔2〕奔豚（tún 屯）：病名。症见气从小腹上冲胸脘、咽喉，发病时痛苦剧烈，或见腹痛、寒热往来等症状。

〔3〕叉手冒心：两手交叉按着心口。冒，顶着，此当"按"解。

〔4〕漏：此指自汗不止。

〔5〕心下满：胃脘部胀懑感。

〔6〕自化：自行消失。

〔7〕此皆太阳症虚邪之方法：这些都是治太阳病虚证的方法。"皆"后省略了谓语"治"。

● 桂枝汤

发热自汗是伤风，桂草生姜芍枣逢[1]；头痛项强浮缓脉，必须稀粥合成功。

芍药　桂枝　生姜各三钱　炙草二钱　大枣四枚

水煎温服，须臾啜稀粥，温覆取微似汗。

此方最切于时用，中风汗自出者用之，服麻黄汤复烦者用之，下后脉仍浮者用之，气冲利不止者用之，阴症脉浮为欲愈亦用之。

桂、草辛甘化阳，助太阳融会肌气[2]；芍、草苦甘养阴，启少阴奠安荣血[3]；姜佐桂枝行阳，枣佐芍药行阴。此方本不发汗，借热粥之力，充胃气以达于肺，令风邪从皮毛而解，不伤气血，为诸方之冠。

时医以桂枝汤、麻黄汤，地非北方，时非冬月，戒不敢用；以羌、独、苍、芎、荆、防代之，而不知此等药，更燥烈害人也。桂枝汤以桂枝为君，色赤入心生血，得芍药之苦以和之，为阴阳调和之剂。麻黄汤以麻黄为君，此物轻清走表，绝无辛烈之味，悍浊之气[4]；又佐以桂枝入心化液，杏仁入肺降气，甘草安内攘外[5]，又加姜之上行，枣之留中，径走肌表，不伤津液。视苍、芎、羌、独之类，孰和平？孰峻烈耶？

● 桂枝二麻黄一汤

汗出不彻邪还袭，如疟频来时翕翕[6]；桂枝汤二一麻黄，表后脉洪借

---

〔1〕逢：相互配伍。原义是遇到。

〔2〕融会肌气：调和卫气。肌，表。

〔3〕奠安：安和。奠，定。　荣：通"营"。

〔4〕悍浊：慓悍重浊。

〔5〕甘草安内攘外：指甘草有助枣、芍和里，以及助桂、姜发表的功效。攘，排除，此当"发散"讲。

〔6〕翕（xī 溪）翕：形容病人微微发热，有如羽毛覆盖在身上的感觉。

此辑[1]。

桂枝一钱二分 芍药 生姜各二钱 炙草七分 麻黄七分 杏仁十六个 大枣一枚

先麻黄去沫，后入诸药，温服。

此是麻黄症，只用桂枝汤，汗不彻之故；故又作此汤再解其肌，微解其表。此又桂枝后，更用麻黄汤也。

按：柯韵伯云[2]，麻黄汤、桂枝汤两方，各煎听用。如各半汤，则各取其半而合服之。此汤则桂枝汤二分，麻黄汤一分合而服之。犹水陆之师，各有节制[3]，两军相为表里，异道夹攻之义也。后人等其分两[4]，合为一方，与葛根、青龙辈何异？

● 桂枝麻黄各半汤

面热身痒感虽轻，小汗轻施顾卫荣；麻杏桂姜芍枣草，减之各半定方名[5]。

桂枝一钱二分 芍药 生姜 炙草 麻黄各八分 杏仁七枚 大枣二枚半

先煎麻黄去沫，入诸药煎，温服。

此方原小剂，治欲退之余邪，《活人》借用之以代解肌诸方[6]。

● 桂枝加厚朴杏仁汤

桂枝厚朴杏仁汤，诸喘皆须疏利方；误下喘成还用此，去邪下气本相当。

---

〔1〕辑（jí 吉）：和睦，引申为痊愈。

〔2〕柯韵伯：柯琴（1662—1735），字韵伯，号似峰，清初医家，浙江慈溪人，后迁居江苏常熟，撰有《伤寒来苏集》。以下引文意引于《伤寒附翼·桂枝麻黄各半汤》。

〔3〕节制：指挥约束。

〔4〕等其分两：使其分量相等。

〔5〕之：指桂枝汤和麻黄汤。

〔6〕《活人》：指《南阳活人书》。作者朱肱，字翼中，江苏吴县人，宋代名医。

即桂枝汤加厚朴（炙）一钱五分　杏仁十四枚

《论》云：喘家作桂枝汤，加厚朴、杏仁主之——言本然之喘也。又云：太阳症下之微喘者，表未解也，此汤主之——言误下之喘也。

● 桂枝加附子汤

照桂枝汤加附子一钱。

● 桂枝加桂汤

照桂枝汤加桂三钱。

太阳误下遂拘急[1]，汤本桂枝加附入；更有核起作奔豚，桂枝加桂汤宜察。名遂漏症，乃汗多脱液阳虚之候。此方固阳，即所以止汗，止汗即所以救液也。

此方桂枝加附子汤歌也[2]。又加桂枝者，取味重则能达下也，此桂枝加桂汤歌也。

● 茯苓桂枝甘草大枣汤

欲作奔豚脐下悸，八钱茯苓桂枝四，二甘四枣水甘澜[3]，直伐肾邪安内志[4]。

茯苓八钱　桂枝四钱　甘草二钱　大枣四枚

取水扬三五百遍，名甘澜水。用甘澜水三杯，先煎茯苓至二杯，入诸药煎七分，温服。

此方安肾以镇水，使水不凌心；补脾以制水，使水不泛滥。

---

〔1〕遂：遂漏症。
〔2〕名遂漏症……此方桂枝加附子汤歌也：各种版本的文字有所出入，现依上海锦章书局石印（以下简称锦章书局版）《陈修园先生医书新增七十二种》本改。
〔3〕水甘澜：即用甘澜水。
〔4〕肾邪：泛滥的肾水。

● 桂枝甘草汤

叉手冒心因过汗，心下悸动欲得按；桂枝炙草合辛甘，敛液安心固汗漫[1]。

桂枝四钱　炙草二钱

水煎服。

辛从甘化[2]，阳中有阴，故能补阳以止汗，生心液而定悸。

● 桂枝去芍药汤

即桂枝汤去芍药。

误下后胸满，是阴邪盛于阳位[3]，用此汤急散之。不用芍药者，恐其寒性下往，领阴邪入于腹中，而为腹满等症也。

● 桂枝去芍药加附子汤

即前方加附子一钱。

恶寒为阴气凝聚，恐姜、桂力薄，故加附子。按：此即下篇桂枝附子汤方也。但分两不同，主治遂别，而方名亦因以异耳。

桂枝去芍因胸满，脉促令平舒上脘；若稍恶寒阳内弱，连加附子不容缓[4]。

按：喻嘉言谓，阴邪盛于阳位，故胸满脉促。不知阳邪胸满，多兼喘、汗等症，已有葛根黄芩黄连汤法。今但云胸满，是阴气凝聚，减去芍药，意

---

[1] 漫：不受拘束。

[2] 辛从甘化：甘属土，辛属金，土生金，所以说："辛从甘化。"辛、甘属阳。

[3] 阴邪盛于阳位：指误下后，邪气随之内陷于胸中。胸为阳，腹为阴，故称胸中为阳位。

[4] 连：《玉篇》："及也。"疑是"速"之误。

在急散；若微恶寒者，又加附子以助姜、桂之力，其汲汲于扶阳可见[1]。若果阳盛，则桂枝不堪入咽，况更加助阳之附子乎？即云脉促为阳，不知阳盛于上则促，阴盛于内逼阳于外亦促也。或问：桂枝人参汤症与此曷别[2]？曰：风为阳邪，邪伤于外，不晓解散而数下之，则病之热邪尽陷于下焦，药之寒性反留于心下。热陷下焦，斯为协热之利不止；寒留心下，斯为阴盛之心下痞。故以理中汤理其中气，以升阳降阴。如兵法击其中而首尾应也。若此症中、下二焦无病，只宣上焦之阳，则拨云见日，不必多所审顾也[3]。

● 桂枝加芍药生姜人参新加汤

汗余身痛脉沈迟[4]，痛本阴凝气不支[5]，姜芍人参三味入，桂枝汤旧化新奇[6]。

桂枝　人参各三钱　芍药　生姜各四钱　炙草二钱　大枣三枚

水三杯半，煎八分，温服。余同桂枝汤法。

沈、迟，阴脉也。阴凝则痛，借人参以助姜、桂、芍之力，俾通而不痛也[7]。喻嘉言谓为余邪未尽。盖未尝于"脉沈迟"三字谛审耳[8]。

● 五苓散

不解而烦热且渴，泽苓桂术猪苓末；积水留垢借此行，方曰五苓表里夺[9]。

---

〔1〕汲（jí 级）汲：心情急切的样子。

〔2〕曷（hé 何）：同"何"。

〔3〕审顾：顾虑重重。

〔4〕汗余：发汗以后。

〔5〕气不支：形容气阴亏虚的样子。支，支撑；维持。

〔6〕桂枝汤旧化新奇：在原桂枝汤的基础上，产生新的奇特的疗效。旧，原。

〔7〕俾（bǐ 比）：使。

〔8〕谛（dì 帝）审：仔细研究。

〔9〕表里夺：表里双解。

泽泻一两六钱　猪苓　茯苓　白术各十八铢　桂枝半两

共为末。

本方重在内烦外热，用桂枝小发汗以解表，不是助四苓以利水；其用四苓，是行其积水留垢，不是疏通水道。以白饮和服方寸匕，今用三钱，日三服，多饮暖水，汗出愈。多饮暖水，使水精四布，上滋心肺，外达皮毛，漐漐汗出[1]，表里之烦热两除矣。白饮和服，即歠粥之微义也[2]。按：此汤与桂枝去桂加茯苓白术汤及猪苓汤，细细分别，方别仲景用药之妙。

桂枝色赤入丙，四苓色白归辛，丙辛合为水运[3]。用之为散，散于胸中，必先上焦如雾，然后下焦如渎，何有烦渴癃闭之患哉?

● 桂枝去桂加茯苓白术汤

桂枝服后或又下，心满发热强痛怕；甘苓白术枣芍姜，表里邪除小便化[4]。

茯苓　白芍　生姜　白术各三钱　大枣三枚　炙草二钱

水煎温服，小便利则愈。

此治太阳里症，俾膀胱水利而表里之邪悉除。五苓散末云："多服暖水，出汗愈。"意重在发汗，故用桂枝。此方末云："小便利则愈。"意重在利水，故去桂枝。但既去桂枝，仍以桂枝名汤者，以头痛、发热、桂枝症仍在。但不在太阳之经，而在太阳之府。因变其解肌之法而为利水；水利则满减热除，而头项强痛亦愈矣。仲景因心下满加白术，今人以白术壅满，大悖圣训矣[5]。

---

〔1〕漐（zhēn 真）漐：持续地微微出汗的样子。

〔2〕歠（chuò 啜）：饮。　微义：深远精微的意义。

〔3〕丙辛合为水运：天干配五行，丙辛为水，故称之。

〔4〕化：通利。

〔5〕悖（bèi 倍）：违背。　圣训：指张仲景的理论和学说。

太阳中篇方法

证同上篇，唯身重骨节疼痛，恶寒，无汗而喘，脉阴阳俱紧[1]，名曰伤寒，宜麻黄汤以汗之。

若无汗而烦躁，脉浮紧，宜大青龙汤以凉散之；若有汗，必不可用；若脉沉，是少阴症，更忌此汤。

若烦躁而咳嗽，咳逆而小便不利，是挟水气，宜小青龙汤以发汗利水。

若证同伤寒，初起便不恶寒，但恶热大渴，是温热病，宜麻杏石甘汤以凉散之。

若麻黄汤症悉具，而尺脉弱者，不可遽汗，宜先补而后汗之。

若脉沉弱，不可发汗，热多寒少，宜桂枝二越婢一汤以小汗之。

若无汗而瘀热发黄，宜麻黄连翘赤小豆汤发越以疏利之。

若太阳病不解，热结膀胱，其人如狂，名曰入本腑症。既经外解，而小腹急结者[2]，宜桃仁承气汤攻之。其人发狂，小便自利，小腹便宽[3]，大便黑，宜抵当汤或丸峻攻之。

此太阳实邪之方法。

● 麻黄汤

太阳脉紧喘无汗，身痛腰疼必恶寒；麻桂为君甘杏佐，邪从汗散一时安。

麻黄三钱　桂枝二钱　炙草一钱　杏仁二十三枚

水二杯半，先煎麻黄至杯半，去沫，入诸药同煎至八分，温服，覆取微似汗，不须啜粥。

---

〔1〕阴阳：指尺部和寸部而言。
〔2〕急结：拘急结痛。
〔3〕便宽：锦章书局版为"膨硬"。

《内经》云[1]："寒淫于内，治以甘热，佐以辛苦。"此方得之。

● 大青龙汤

浮紧恶寒兼发热，身疼烦躁汗难彻[2]；麻黄桂杏甘枣姜，石膏助势青龙剂[3]。

麻黄六钱　桂枝　炙草各二钱　杏仁十三枚　生姜三钱　大枣四枚　石膏四钱

先煎麻黄去沫，后入诸药煎，温服，取微似汗。汗多者，以温粉扑之。

柯韵伯云：治症同麻黄汤，但有喘与烦躁之别。喘是寒郁其气，升降不得自如，故多用杏仁之苦以降气；烦躁是热伤其气，无津不能作汗，故特加石膏之甘以生液；然又恐沈寒太甚，内烦既除，外寒不解，变为寒中，协热下利，故倍麻黄以解表，又倍甘草以和中，更用姜、枣以调和营卫，一汗而表里双解，风热自除[4]。此方不可轻用，误用大汗亡阳，以真武汤救之。温粉即白术、蒿本、川芎、白芷为末，米粉和扑之。

● 小青龙汤

素常有饮外邪凑，麻桂细辛姜夏佑；五味收金甘芍和，青龙小用翻江走[5]。

麻黄　芍药　干姜　炙草　桂枝各二钱　半夏一钱五分　五味　细辛各一钱

先煮麻黄去沫，后入诸药煎服。

---

〔1〕《内经》云：语出《素问·至真要大论》

〔2〕彻：《说文》："通也。"锦章书局版为"撤"。《康熙字典》："撤，发也。""彻"通"撤"。

〔3〕剂：锦章书局版为"冽"。冽（liè 列），风猛寒烈。"冽"与"彻"押韵。

〔4〕"治症同麻黄汤……风热自除"：意引自柯韵伯《伤寒附翼·大青龙汤》。

〔5〕青龙小用翻江走：小青龙汤的作用好比小龙能翻江倒海。

此方不大汗而长于利水，如山泽小龙，不能奋髯登天，只乘雷雨而直奔沧海也。

加减法：若微利者，去麻黄，加莞花（今以茯苓代之，更稳）；若渴者，去半夏，加栝蒌根二钱；若噎者，去麻黄，加炮附子一钱（噎，即呃也）；若小便不利小腹满，加茯苓三钱；喘者，去麻黄，加杏仁十三枚。

● 麻黄杏仁甘草石膏汤

麻黄杏仁石膏草，外散内凉喘汗好；从来温病有良方，宜向风寒处搜讨。

麻黄四钱　杏仁十六枚　炙草二钱　石膏八钱

先煮麻黄，去沫，后入诸药煎，温服。

此方治温病。

● 小建中汤

二三日内烦而悸，尺迟营虚又须记；桂枝倍芍加饴糖，汤名建中温补治。

即桂枝汤倍芍药，入饴糖烊服。呕者不可用，以甜故也。

此阴阳平补之方。

● 桂枝二越婢一汤

热多寒少脉微弱，多治热兮寒治略；芍桂麻膏甘枣姜，桂枝越婢善裁度。

桂枝　白芍　麻黄　生姜　炙草各一钱七分　石膏二钱　大枣二枚

水先煎麻黄，去沫，内诸药同煎[1]，温服。

按：即用麻黄，又云不可发汗。示不可大发其汗，比小发汗之方更轻。

---

〔1〕内（nà 纳）：通"纳"。放进去。

● 麻黄连翘赤小豆汤

瘀热在里黄遂发，渗泄之中兼疏越；麻翘甘豆杏梓皮，更加姜枣莫恍惚。

麻黄　连翘　生姜　炙草各二钱　赤小豆三钱　大枣三枚　生梓白皮二钱[1]，如无，以茵陈代之

以潦水二杯半先煮麻黄至二杯，去渣[2]，入诸药煎八分，温服。潦水，无根水也。

● 桃仁承气汤

寒本伤营多蓄血，桃仁承气涤邪热；硝黄甘草桂枝宜，谵语如狂斯切切[3]。

桃仁十六粒（去皮尖）　大黄四钱　甘草　桂枝各二钱

水煎去渣，入芒硝二钱，煎微沸，温服。

桃仁直达血所，桂枝分解外邪，即抵当症之轻者。

● 抵当丸

水蛭熬　虻虫去翅足，各七个　大黄三钱，酒洗　桃仁十二枚，去皮尖

研末为丸，水一杯煎取七分服。

晬时当下血[4]，不下血再服。《活人》云：水蛭必用石灰炒过再熬，方不害人。

---

〔1〕二：上海科技版为"四"。

〔2〕渣：锦章书局版为"滓"。下同。

〔3〕谵语：神志不清，胡言乱语。　切切：象声词。

〔4〕晬（zuì 最）时：周时（24小时）。

● 抵当汤

水蛭　虻虫各十二个　大黄三钱　桃仁七个

熬制照上方。水一杯半煮七分，温服，不下再服。

脉见沉微证发狂，热瘀小腹硬而膨；抵当两剂分平峻[1]，虻蛭桃仁共大黄。

抵者，抵其巢穴也；当者，当其重任也。蛭者，水虫之善饮血也；虻者，陆虫之善饮血也。水陆并攻，同气相求，更佐桃仁之推陈致新，大黄之涤荡热邪，故名抵当也。

---

[1] 抵当两剂：指抵当丸和抵当汤。

太阳下篇方法 此方专论兼证，辨同中之异。

《论》云：伤寒八九日，风湿相搏，身体痛，不能转侧，宜桂枝附子汤。若其人大便鞕、小便自利者，去桂加术主之。

若烦痛深入骨节之间，四肢掣痛[1]，近之则痛剧，汗出气短，小便不利，恶风不欲去衣，身或微肿者，宜甘草附子汤温通散湿。

若桂枝症悉具，惟小便数、脚挛急迥殊[2]，反与桂枝汤攻表，得之便厥，咽中干，烦躁，吐逆，作甘草干姜汤与之，以复其阳。

若厥愈足满者，更作芍药甘草汤主之，其脚即伸。

谵语者，与调胃承气汤，微和其胃气。

若重发汗复加烧针者，四逆汤主之；以四逆中姜、附回阳，重甘草以生血故也。

● 桂枝附子汤

此风胜于湿之主方。

桂枝四钱　附子　生姜各三钱　炙草二钱　大枣三枚

水煎服。虚弱家及产妇，附子只用一钱五分至二钱。

● 桂枝附子去桂加白术汤

此湿胜风之主方。即前方去桂枝，加白术四钱。初服，其人身如痹，半日许服之三服尽，其人如冒状[3]，勿怪，此以术、附并走皮肉中，逐水气，未得除故使之耳。法当加桂枝四钱。《活人》续云：其大便鞕，小便自利，

---

〔1〕掣痛：牵制性的疼痛。
〔2〕迥（jiǒng 窘）殊：很大不同。
〔3〕冒状：神志恍惚。

故不加桂枝也。

桂枝附子姜甘枣，身体疼痛风湿扫；小便自利大便坚，去桂加术润枯槁。

《论》云：伤寒八九日，风湿相搏，身体疼痛，不能自转侧，不呕不渴，脉浮虚而涩者，与桂枝附子汤主之。

若其人大便鞕小便自利者，去桂加白术汤主之。

风者，天之阳邪也，故以桂枝化风为主；湿者，地之阴邪也，故以白术燥湿为主。

此即桂枝去芍药加附子汤也。但彼方只用桂枝三钱，附子一钱，以治下后脉促胸满之症；此方桂枝又加一钱，附子又加二钱，以治风湿身疼脉浮而涩之症。一方面治病迥殊，

方名亦异，只以分两多少为分别，后人何得以古方而轻为加减也[1]？

● 甘草附子汤

桂枝甘草化表风，附子白术驱里湿；甘草冠此三味前，义取缓行勿迫急。

甘草炙　附子炮　白术各二钱　桂枝四钱

水二杯煎一杯，温服，得微汗则解。若大汗出，风去而湿仍在，病反不除，可知病深关节，义在缓行而解除之。仲景不独审病有法，处方有法，即方名中药品之先后亦寓以法，所以读书，当于无字处著神也。

● 甘草干姜汤

炙甘草四钱　炮姜二钱
水煎服。

---

[1] 后人何得以古方而轻为加减也：后人为什么使用古方却不重视药量的加减呢？

● 芍药甘草汤

芍药　炙草各四钱

水煎服。

吐逆烦躁又咽干，甘草干姜服即安；厥愈足温挛仍旧[1]，更行芍草一方餐[2]。

上二句甘草干姜汤，辛、甘以复其阳，则厥愈足温；下二句芍药甘草汤，苦、甘以复其阴，则挛急愈而脚伸矣。

● 调胃承气汤 见《阳明》

● 四逆汤 见《少阴》

---

[1] 挛仍旧：痉挛的症状仍然没有好转。

[2] 更行芍草一方餐：再服一方芍药甘草汤。餐，吃、服。

太阳救误变症方法

太阳症，脚弱有汗，及少阴症误服大青龙汤，筋惕肉瞤[1]，汗出亡阳者，用真武汤以救之。

吐、下后，气冲而眩，或大汗后，身振振者[2]，宜茯苓桂枝白术甘草汤。

服发汗药，汗出而渴者，五苓散主之；汗出而不渴者，茯苓甘草汤主之。

发汗后，反恶寒，因汗多而亡阳也，恶寒而厥，宜四逆汤；恶寒而不厥，宜芍药甘草附子汤。

若阳盛于内，误服桂枝汤，汗出而烦甚者，宜白虎加人参汤。

伤寒脉浮，以火迫刦[3]，亡阳惊狂，宜桂枝去芍药加蜀漆龙骨牡蛎汤。

火逆下之，因烧针烦躁，宜桂枝甘草龙骨牡蛎汤。

太阳外证未除而数下之，遂协热而利，利不止，心下痞鞕[4]，表里不解，宜桂枝人参汤。

又有阳气太重[5]，虽服表药，不能作汗，宜少与调胃承气下之，则汗出而解矣。本论云：伤寒不大便六七日，头痛有热者，宜调胃承气汤是也。

太阳误下，而伤其上焦之阳。阳气既伤，则风寒之邪乘虚而入，上结于胸而硬痛。不按而自痛者，宜大陷胸汤；按之始痛者，宜小陷胸汤。

有表邪解而里未和为水饮[6]，心下痞鞕满，引胁下痛，干呕气短，汗出不恶寒者，以十枣汤主之。

---

〔1〕筋惕肉瞤：指筋肉抽搐跳动。

〔2〕身振振：身体不由自主地颤栗，抖动或摇摆不能自持。

〔3〕刦：即"劫"。

〔4〕心下痞鞕：指胸脘部胀满不舒。

〔5〕阳气：指胃中燥热之气。

〔6〕有表邪解而里未和为水饮：锦章书局版此句为"有表邪未解而未尽之邪则为水饮"。

又有误用冷水㵸灌[1]，以致肉上粟起[2]，意欲饮水，反不渴者，宜文蛤散。

寒实结胸，宜三物白散。

结胸者，结于胸前也。痞者，心下满塞不舒也。阳症心下痞，余处无汗，惟心下有汗，按之沾濡于手，脉关上浮者，以大黄黄连泻心汤主之。

若恶寒已罢，因病而复恶寒，初无汗出，因痞而反汗出，是寒热相搏而成痞，以附子泻心汤主之。如汗虽出，而水气未散，以致心下痞鞭，干噫食臭，胁下有水气，腹中雷鸣下利者，以生姜泻心汤主之。

又有脏结症，本论云：如结胸状，饮食如故，时时下利，寸脉浮，关小细沉紧，名曰"脏结"。舌上白胎滑者[3]，难治。此以小细沉紧，知阴寒之甚也。见之关脉者，以关脉居上、下二焦之界，下为"脏结"，上似"结胸"，其脉独困于中也。舌上白胎滑者，非丹田有热[4]，是寒水之气浸浸乎透入心阳矣[5]。魏念庭云：人知仲师辨结胸非脏结为论，不知仲师言外之意，正谓脏结与痞相类，而与结胸实不同。盖结胸者，阳邪也；痞与脏结，阴邪也；痞则尚有阳浮于上，脏结则上下俱无阳矣。是皆误吐、误下、误汗之流毒也。仲师无方法，大抵以四逆汤治之。如客邪不散，可用桂枝汤，然客邪岂能自散？则亦内阳生而逐之使散矣。

又有发散之后，虚邪入腹作胀者，以厚朴生姜半夏人参汤主之。

又有下利后，心下痞，服泻心汤已，复以他药下之，利不止，医以理中与之，利益甚，赤石脂禹余粮汤主之。复利不止者，当利小便。

伤寒汗、吐、下后，心下痞粳，噫气不除者，旋覆代赭石汤主之。

---

[1]㵸（sùn 噀）：同"噀"，喷出。

[2]肉上粟起：皮肤上鼓起小米般的疙瘩。

[3]胎：通"苔"。

[4]丹田：道家称脐下三寸为丹田。此疑指腹内。

[5]寒水之气：即水气。　浸浸乎：像水渐渐渗入的样子。

此太阳救误及变症方法也。调胃承气汤以前是救误，调胃承气汤以下是变症。

● 真武汤 见《少阴》

● 茯苓桂枝白术甘草汤

吐下气冲眩阵阵，沉紧脉候也发汗身振振脉动也；症类真武更轻些，苓桂术甘汤急进。

茯苓四钱　桂枝　白术　炙草各二钱

水煎服。

术、草和胃脾以运津液，苓、桂利膀胱以布气化。

● 五苓散 见《太阳》上篇

● 茯苓甘草汤

甘草茯苓姜桂枝，悸而汗出两般施；五苓症渴五苓散症口必渴，兹无渴者辨证分明用勿疑[1]。

茯苓　桂枝　炙草各二钱　生姜三钱

水煎服。

徐灵胎云：此方治"发汗后汗出不止，则亡阳在即，当与真武汤；其稍轻者，当与茯苓桂枝白术甘草汤；更轻者，则与此汤。何以知之？以三方同用茯苓知之。盖汗大泄，必引肾水上泛，非茯苓不能镇之，故真武则佐以回阳附子，此方则佐以桂枝，甘草敛汗，而茯苓皆以为主药，此方之义不了

---

〔1〕兹无渴者：锦章书局版无此四字。

然乎[1]"。

● **四逆汤** 见上

● **芍药甘草附子汤**

阳气素虚宜建中，遽行发汗恶寒冲；回阳附子补阴芍，甘草和谐营卫通。

芍药　炙草各三钱　附子三钱

水煎服。

未发汗而发热恶寒，宜汗之。既汗而表症仍在者，宜再汗之。今发汗后反恶寒，此因汗而亡阳也。然亡气中之阳，用四逆汤；亡血中之阳，用此汤。恶寒而厥，宜四逆汤；恶寒而不厥，宜此汤。

● **白虎汤**

石膏八钱　知母三钱　炙草一钱　粳米四钱

水二杯，煮米熟成汤，大约一杯，温服。

● **白虎加人参汤**

即前方加人参一钱五分。

白虎知甘米石膏，阳明大热汗滔滔；自汗非热甚于经，非石膏不治。加参补气生津液，热逼亡阳此最高。

误服桂枝汤，汗亡不止，大烦渴，脉洪者，以此救之。

徐灵胎云："亡阳之症有二，下焦之阳虚，飞越于外而欲止泄，则用参、附等药以回之；中焦之阳盛，涌奔于外而欲上泄，则用石膏以降之。同一

---

〔1〕"发汗后汗出不止……不了然乎"：本段引文见《伤寒类方》。"以回阳附子"，原文为"以附子回阳"。"此方则佐以桂枝"的"此"之下，原文尚有"二"字。

亡阳，而治法迥殊，宜细审，否则死生立判^{〔1〕}。"

● 桂枝去芍药加蜀漆牡蛎龙骨救逆汤

火劫惊狂卧不安^{〔2〕}，亡阳散乱浮脉看^{〔3〕}；牡龙蜀漆生姜入，桂草相和救逆舟。

即桂枝汤去芍药，加蜀漆二钱，牡蛎四钱，龙骨三钱。先煮蜀漆，后入诸药煎，温服。

此与少阴汗出之亡阳迥别。盖少阴之亡阳，亡其肾中之阳，故以真武、四逆辈以回之。今乃以火逼汗，亡其心中之阳，故以安神之品以镇之。又与阳盛误服桂枝汤之亡阳大异。阳明火盛，一乘桂枝之热，迅奔于外，大汗不止，是亡其胃中之阳，故以石膏以滋之。

● 桂枝甘草龙骨牡蛎汤

桂枝主外龙牡内^{〔4〕}，桂枝散内入之火，使出于外；龙、牡返透越之神^{〔5〕}，使其守中。炙草调和内外配；火逆下之本不堪，烧针烦躁更堪耐^{〔6〕}。

桂枝一钱　炙草二钱　牡蛎　龙骨各三钱

水煎服。

---

〔1〕亡阳之症……死生立判：引文见《伤寒类方》，但个别地方与原文有出入。"欲上泄"的"泄"原文为"脱"；"涌奔"原文为"逼阴"；"降"原文为"收"；"宜细审"之下，原文尚有"之自明"三字。判，断定。

〔2〕火劫惊狂：伤寒表证，错误地使用火法发汗，灼伤津液，耗损心神，引起坐立不安，烦乱狂躁。

〔3〕亡阳：心阳耗损。　散乱：心神不安和错乱。

〔4〕龙牡内：龙牡主内。承上文省略谓语"主"。

〔5〕透越之神：浮动外越的心神。

〔6〕烧针烦躁更堪耐：指桂枝甘草龙骨牡蛎汤适宜用于治疗因误用烧针所引起的烦躁。

龙、牡重滞之质，得桂枝而始神其用[1]。

● 桂枝人参汤

外证未除数下之，理中汤内桂枝施[2]；误用致利兼心痞，补散合用内托奇[3]。

桂枝　炙草各二钱　白术　人参　干姜各一钱五分

水二杯半，先煮四味，取一杯半，去渣，入桂枝，煮八分服。

桂枝独后煮，欲其于治里药中越出于表，以散其邪也。

● 调胃承气汤 见《阳明》

● 大陷胸汤

短气躁烦邪上结，大黄甘遂芒硝泄；阳阴下早陷胸中，荡涤苦寒内除热。

大黄二钱　芒硝一钱　甘遂末三分

水一杯，先煮大黄至六分，去渣，入芒硝煮一二沸，内甘遂末，服。得快利，勿再服。

与承气汤有上下之殊[4]。

● 大陷胸丸

陷邪迫处于心胸，俯则难宽势欲昂；葶苈大黄硝杏合，别寻蜜遂煮丸攻。

大黄四钱　葶苈子熬　芒硝　杏仁各一钱五分

---

[1] 神其用：使其作用更加神奇。

[2] 桂枝施：加桂枝。施，加。

[3] 补散合用：指桂枝人参汤有温中祛寒和解表散寒的作用。　内托：此指补益正气，托邪外出的作用。　奇：很好。

[4] 上下：指病位。

捣为丸,如弹子大,每用一丸。入甘遂末三分,白蜜半匙,水一怀,煮半杯,温服,一宿乃下[1];如不下,更服,以下为度。

● 小陷胸汤

不按自痛大结胸,小结脉浮按始痛[2];黄连半夏栝蒌仁,痰涎驱除膈内空[3]。

黄连一钱　半夏二钱　栝蒌实三钱

水二杯,先煮栝蒌实至一杯余,入二味,再煮至七分服,微下黄涎,止后服。

大承气所下者燥屎[4],大陷胸所下者蓄水,此方所下者黄涎。涎者,轻于蓄水,而未成水也。审病之精,用药之切如此。

● 十枣汤

胸胁满痛徒干呕,水饮结抟成巨薮[5];甘遂芫花大戟末,十枣汤调涎痰否。

芫花熬　甘遂　大戟各等分

异筛秤末[6],合和之。水二杯,先煮大枣十枚,至七分,去渣滓,内药末。强人服八九分,弱人服五六分,平旦温服;若下少,病不除,明日更服,加三分,利后,糜粥自养[7]。峻药不可轻用。

---

〔1〕下:排出积食浊物。

〔2〕小结:小结胸。　脉浮:《伤寒论》原文为"脉浮滑"。

〔3〕涎:锦章书局版为"沸"。

〔4〕所下者:排泄的东西。

〔5〕抟(tuán 团):把散碎的东西捏聚成团。　巨薮(sǒu 叟):大的湖泽。薮,湖泽的通称。

〔6〕异筛:分开筛。

〔7〕糜(mí 迷)粥:煮得很烂的粥。　养:锦章书局版为"食"。

● 文蛤散

即文蛤一味为散，以沸汤和服二钱。

此方取其生于海中，壳能软坚，利皮肤之水；肉能滋阴，止胸中之烦。不过指示其意，非治病之方也。《金匮》有文蛤汤，方用文蛤、麻黄、石膏、杏仁、甘草、生姜、大枣七味。柯韵伯采补，确有意义。

文蛤散原只一味，变散为汤七物汇；麻杏甘石姜枣加，《金匮》采来诚足贵。

● 三物白散

方名白散用三奇[1]，桔梗相兼贝母宜；巴豆熬成白饮下，胸前寒实一时离[2]。

桔梗　贝母各四钱二分　巴豆一钱二分（去心，熬黑）

余各为末[3]，以白饮和服八分，羸者减之。病在膈上必吐，病在膈下必利。不利，进热粥一杯；利不止，进冷粥一杯[4]。

● 大黄黄连泻心汤

汗下倒施邪遂痞[5]，黄连加入大黄里；取汁只用麻沸汤，气味轻清存妙理。

---

〔1〕三奇：即巴豆、桔梗、贝母。"奇"与"宜""离"押韵。

〔2〕胸前寒实：即"寒实结胸"。

〔3〕余：以外。意即除巴豆（去皮，熬黑，研如泥）外，桔梗、贝母都要研为粉剂（末）。

〔4〕不利，进热粥一杯；利不止，进冷粥一杯：指巴豆性热，得热就行，得冷就止。用粥，是借谷气以保胃气。

〔5〕汗下倒施邪遂痞：伤寒表证，应先发汗解表，现却先下复汗，故谓"汗下倒施"。由于"汗下倒施"，邪热内陷，结于心下，故出现痞证。倒施，治疗措施颠倒失序。

大黄二钱　黄连一钱

以麻沸汤渍之，须臾，绞去汁，温服。

此方治虚痞，每令人疑。曰：仲景使人疑处，正是妙处。以麻沸汤渍取汁去滓，仅得其无形之气，不重其有形之味，是取其气味相薄，不大泻下。虽曰攻痞，而攻之之妙义无穷也。

● 附子泻心汤

气痞恶寒兼汗出，三黄加入附子吉；回阳泻痞不相妨[1]，始识长沙法度密。

大黄二钱，酒浸　黄连　黄芩俱炒，各一钱　附子一钱，另煮取汁

以麻沸汤渍三黄，须臾，去滓取汁，内子汁，合和温服。

此法更精。附子用煎，三味用泡，扶阳欲其熟而性重，开痞欲其生而性轻也。

生姜泻心汤

腹内雷鸣心下痞，生姜芩半干姜美；黄连甘草枣同煎，辅正人参功莫比。

生姜二钱　炙草　人参　黄芩各一钱五分　半夏一钱　大枣二枚　干姜黄连各五分

水煎服。

按：柯韵伯云，治痞不外泻心汤。正气夺则为虚痞，在太阳以生姜为君者，以汗虽出而水气犹未散，故微寓解肌之意也；在阳明以甘草为君者，以妄下胃虚致痞，故倍甘草以建中，而缓客邪之上逆也；在少阳以半夏为君者，以半夏最能升清降浊，变柴胡半表之治，推少阳半里之意。惟心下有汗，按之沾濡于手[2]，脉关上浮者，以大黄黄连泻心汤主之；若恶寒已罢，因

---

〔1〕回阳：指附子有温阳的功用。　泻痞：指大黄、黄连、黄芩有泻痞的效能。

〔2〕沾濡（rú 如）：沾湿。

痞而复恶寒，初无汗出，因痞而反汗出，是寒热相搏而成痞，以附子泻心汤主之[1]。

● 厚朴生姜甘草半夏人参汤

发汗之后实邪戢[2]，腹犹胀满虚邪入[3]；厚朴生姜草夏参，除胀补虚各安辑。

厚朴　生姜各四钱　炙草二钱　半夏一钱五分　人参五分

水煎服。

汗后邪已去，而犹胀满者，乃虚邪入腹，故以厚朴除满，余药补虚助胃。

● 赤石脂禹余粮汤

利在下焦防滑脱，余粮石脂两相遏；理中未效此方奇，未止还从小便达。

赤石脂　禹余粮各二两六钱

水三杯半，煎一杯半服，日三服。

此利在下焦，非理中汤所能治。二石皆土之精气所结，治下焦之标，实以培中宫之本也。要知此症，土虚而火不虚，故不宜温补。若温甚而虚不甚者，宜从小便利之。凡草药皆禀乙木之气，土虚之甚者畏之。故凡方以土补土，得同气相求之义，又有炉底补塞之功。

● 旋覆代赭石汤

旋覆代赭汤甘草，半夏人参姜与枣；心胸痞满噫不除，借用膈噎亦能好。

---

〔1〕治痞不外……附子泻心汤主之：此段见《伤寒附翼·半夏泻心汤》和《伤寒附翼·附子泻心汤》。

〔2〕实邪：指太阳表证。　戢（jí 疾）：收敛。这里引申为解除。

〔3〕虚邪入：此指脾阳虚而导致气机阻滞，胀满之症内生。

旋覆花一钱五分　　人参一钱　　生姜二钱五分　　半夏一钱　　炙草一钱五分　　代赭石五钱　　大枣二枚

水煎服，日三服。

此治大邪解后而心下痞鞕之方[1]。其不用泻心者，以心下无寒热之互结，故不用芩、连、干姜之辛苦，只用咸降之旋覆，佐诸药以补虚，散痞下逆，期于中病而止也[2]。

---

〔1〕大邪：指伤寒表证。

〔2〕期：期望，希冀。

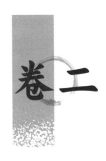

卷二

阳明上篇方法

邪初传阳明，兼见头痛恶寒，是太阳表症未罢，自汗脉缓，宜桂枝汤；项背几几者[1]，桂枝加葛根汤主之；无汗脉浮，宜麻黄汤；项背几几者，葛根汤主之。或兼见下利，着不下利而呕，宜葛根加半夏汤主之；若误下，脉促，利不止，喘而汗出，宜葛根芩连汤主之。

有阳明中风，兼见往来寒热，脉弦大，胸满，及面目悉黄，小便难，潮热，时哕，与小柴胡汤；如脉双弦，心下鞕，与大柴胡汤。

如太阳之邪已罢，悉传阳明，虚烦虚热，咽干口燥，舌上白胎，腹满烦躁，懊恼不得安卧，以栀子豉等汤吐之，急除胃外之热，不使胃之实，此以吐法为阳明解表之法也。

如邪传阳明如前，而大渴，大热，大汗，脉洪而长，为阳明经之本症，以白虎汤、白虎加人参汤主之。若出汗过多，小便不利者，不可用。此阳明病在经之方法也。

---

〔1〕几（shū 叔）几：像羽毛短小的鸟，伸颈想飞又无法飞。此用以形容项背拘急，无法如意俯仰。

● 桂枝加葛根汤

太阳合病项几几[1]，汗出恶风桂葛茹，姜枣芍草不啜粥，阳明才见即攻驱[2]。

葛根四钱　桂枝　芍药　生姜各二钱　炙草一钱五分　大枣三枚

先煎葛根去沫后，入诸药同煎服，覆微似汗[3]，不须啜粥。

按：此即桂枝症渐深，将及阳阴，故加葛根以断其前路，仍用桂枝以截其后路。《尚书》云：去疾莫如尽。此方得之。

● 葛根汤

太阳项背病几几，桂葛麻黄因汗无；炙草枣姜监制用[4]，阳明合病亦何虞[5]？

葛根四钱　麻黄二钱　芍药二钱　生姜二钱　炙草　桂枝各二钱　大枣四枚

先煮麻黄、葛根，去沫，入诸药煎服，不须啜粥。

此太阳将入阳明，若下利，则为太阳与阳明合病。盖以风邪入胃，主下利也。桂枝葛根汤治将入阳明之有汗，此治将入阳明之无汗。

● 葛根加半夏汤

合病应利不下利，验之于呕还分类；葛根汤内半夏加，开阖失机升降治[6]。

---

〔1〕合病：两经同时发病，不分先后。

〔2〕攻驱：同义词连用，即"祛"的意思。

〔3〕覆：即"温覆"之意。

〔4〕监制：相互制约。

〔5〕何虞（yú 愚）：忧虑什么呢？虞，忧虑。

〔6〕阖（hé 盒）：通"合"。　失机：不正常。　升降治：用升降的药治疗。

即前方加半夏二钱。

葛根汤，升剂也。半夏、芍药，降剂也。太阳、阳明两经皆病，开阖失机，故以升降法治之。

● 葛根黄芩黄连汤

误下脉促利不止，外邪内陷热传里；葛根甘草并芩连，提出太阳喘汗已[1]。

葛根四钱　炙草　黄芩各一钱　黄连一钱五分

先煮麻黄去沫，后入诸药同煎服。

● 小柴胡汤　大柴胡汤俱见《少阳》

● 栀子豉汤

治后汗、吐、下之后。虚烦不得眠，虚为正气虚，烦为邪气扰，异于建中症无热之虚烦，懊侬心不得安。反覆身不得宁。实憺怜；山栀香豉煎温服，胸腹余邪一切蠲[2]。

栀子五、七枚　香豉四钱

先煮栀子，后入香豉，煮服，得吐，止后服。

栀子苦能涌泄，寒能胜热。栀象心而入心，豆象肾而入肾。烦躁不宁，是心肾之病，故以苦寒之栀子，得豆豉之腐气作呕。凡一切烦躁懊恼之结于心腹者，一吐而解矣。

● 栀子甘草豉汤

即栀豉汤加炙草二钱。煎服法同上。

---

〔1〕提出太阳："宣散表邪"的意思。

〔2〕蠲（juān 捐）：祛除。

● 栀子生姜豉汤

即栀豉汤加生姜五钱。煎服法同上。

无物为呕，有物为吐。欲止其呕，反令其吐，吐之而呕反止，真匪夷所思也。

此邪内陷热伤风，栀豉汤加甘草二；呕逆去草用生姜，姜能散逆精神粹。

● 栀子厚朴枳实汤[1]

腹满心烦卧不安，正虚邪炽中挶；苦寒栀子快胸膈[2]，枳实能消厚朴宽。

厚朴姜汁炙，四钱　枳实二钱　栀子五六枚

水煎服。

● 栀子干姜汤

误下阴阳两受伤，干姜栀子合成汤；苦能泄热解烦满，辛以驱寒并复阳。

栀子五枚　干姜二钱五分

水煎服，得吐，止后服。

● 栀子柏皮汤

身黄栀子柏皮汤，苦借甘和甘草良；热达肤间势外出，散邪渗湿两无妨。

栀子六七枚　柏皮二钱　甘草一钱

水煎服。

附栀子汤解，按柯韵伯云：阳明表症，不特发热恶寒[3]，目痛鼻干等症；一切虚烦，咽干口燥，舌胎腹满，烦躁懊忄农不得卧，凡在胃之外者，悉是阳

---

〔1〕栀子厚朴枳实汤：《伤寒论》名为栀子厚朴汤。

〔2〕快胸膈：使胸膈舒畅。快，形容词的使动用法。

〔3〕不特：不只。

明表症。仲景制汗剂，是开太阳表症之出路；制栀豉汤吐剂，是引阳明表邪之出路，但使心腹之浊邪上出于口，一吐而心腹得舒，表里之烦热悉除矣。热伤气者，少加甘草以益气；虚热相搏者多呕，加生姜以散邪。若下后而心腹满，起卧不安，是热已入胃，便不当吐。故去香豉，加枳、朴以泄满，合栀子两解心腹之妙[1]，又小承气之轻剂也。若以丸药下之，身热不去，知表未解也；心下结痛[2]，知寒留于中也。故任栀子之苦以除热，倍干姜之辛以逐寒；然非吐不能达表，故用此以探吐之[3]。此又寒热并用，为和中解表之剂矣。内外热炽，肌肉发黄，必须苦甘之剂以调之。柏皮、甘草，色黄而润，助栀子以除内烦外热。形色之病，仍假形色以通之。此皆用栀豉加减以御阳明表症之变幻也[4]。韵伯此论，诚千古之特见，学者宜熟读之。

● **白虎汤　白虎加人参汤**俱见上《太阳》救误篇

● **猪苓汤**

少阴不眠烦呕逆，阳明热渴欲饮水小便赤；利水药中寓育阴，阿胶猪茯泽滑石。

猪苓去皮　茯苓　泽泻　滑石　阿胶各一钱

水二杯，煎一杯，去滓，入胶烊化，温服。

此与五苓散有天渊之别。彼治太阳入本，太阳同寒水，故以桂温之；此治阳明、少阴结热，二经两关津液，故以甘凉之药滋之。二症若汗多胃燥，即此方亦不可与，恐利水伤其津液也。

---

〔1〕两解：指清热除烦和消胀除满两方面。
〔2〕结痛：由于寒气结聚，气血不畅引起的疼痛。
〔3〕此：指栀豉汤。
〔4〕阳明表症……阳明表症之变幻也：此段见《伤寒附翼·栀子柏皮汤》。

阳明中篇方法

有太阳阳明，因汗、吐、下、利小便，亡津液，胃中干燥，太阳之邪，乘胃燥而转属阳明，致小便数，大便鞭，《论》谓为"脾约"，以麻仁丸主之。

有少阳阳明，病已到少阳，法当和解，而反发汗、利小便，亡其津液，胃中燥热，转属阳明，以致大便燥结，《论》谓"大便难"，以蜜煎猪胆汁导之。

有太阳阳明，阳气素盛，或有宿食，太阳之邪，一传阳明，遂入胃腑，致大便不通，《论》谓"实"，以三承气汤随轻、重下之。此阳明病在腑之方法也。

● 麻仁丸

素常脾约感风寒，须用麻仁润下丸；杏芍大黄兼枳朴，脾阴得润胃肠宽。

麻仁二两　芍药　枳实各五钱　大黄　厚朴　杏仁各一两

炼蜜丸如梧桐大，饮服十丸，渐加，以知为度[1]。

脾燥宜用缓法以遂脾欲[2]，非此胃实当急下也。

● 蜜煎导丸

蜜一杯于铜器内，微火煎，凝如饴状，取纸拈作挺子，以线扎之，外以蜜厚包之，如指许长二寸[3]，微热，纳谷道中[4]，以手急抱，欲大便时乃去之。时法[5]，蘸些皂角末。

---

[1] 以知为度：以愈为度。语出《灵枢·邪客篇》。知，病愈。

[2] 脾燥：脾的生理特点是喜燥恶湿。但这里是指脾阴受伤。

[3] 如指许长二寸：如指大，长二寸多。《伤寒论》原文为"大如指，长二寸许"。

[4] 谷道：肛门。

[5] 时法：现在的作法。

● 猪胆汁方

猪胆一枚，和醋少许，以竹管灌入谷道中，如一食顷[1]，当大便，出宿食恶物，甚效。

津液内涸不宜攻，须得欲便以法通；蜜主润肠胆泄热，两方引导有神功。

● 大承气汤

大黄酒洗，二钱　厚朴四钱　枳实二钱五分　芒硝二钱

水三杯，先煮枳实、厚朴，至一杯半，去滓，内大黄，煮取一杯，去滓，内硝，更上微火一两沸，温服。得下，勿再服。

"生者气锐而先行，熟者气钝和缓。仲景欲芒硝先化燥屎，大黄继通地道，而后枳、朴去其痞满[2]。"此本方之煎法也。若小承气汤，则三味同煎，即寓微和之意。

● 小承气汤

大黄四钱　厚朴二钱　枳实二钱

水二杯煎八分，温服。初服当更衣[3]，不尔者[4]，再服；若更衣，勿服。

大承气，厚朴倍大黄，是气药为君；分煎，取其后来居上，欲急下燥屎也。小承气，大黄倍厚朴，是气药为臣；同煎，取其气味浑匀，欲微和胃气也。

燥坚痞满大承气，枳朴硝黄共四味；未硬去硝先探试，邪轻小实小承气。

---

〔1〕一食顷：大约吃一顿饭的工夫。

〔2〕生者气锐而先行，……而后枳、朴去其痞满：见《伤寒附翼·小承气汤》。
说明先煮枳、朴，后下大黄，再下芒硝的道理。因大黄、芒硝煎煮时间太久，会减缓泻下作用。通地道，即通大便。

〔3〕更衣：大便。

〔4〕尔：这样。指上句的"更衣"。

● 调胃承气汤

温温欲吐心下痛[1]，郁郁微烦胃气伤；甘草硝黄调胃剂，心烦腹胀热蒸良[2]。

大黄四钱，去皮，清酒洗　炙草三钱　芒硝三钱

水二杯，先煮大黄、甘草，取一杯，去滓，内芒硝，更上微火煮令沸，少少温服之。

热淫于内，治以咸寒，芒硝也；火淫于内，治以苦寒，大黄也；更佐以甘草，缓硝、黄留中泄热，非恶硝、黄伤胃而用之。少少服之，不使其速下而利也。芒硝解结热之邪，大承气用之，以解已结之热；此用之以解将结之热。

---

〔1〕温温：即"嗢（wà 蛙，去声）嗢"，象声词。

〔2〕热蒸：即《伤寒论》所谓的"蒸蒸发热"，形容发热如热气蒸发，从内达外。

阳明下篇方法

腑症虽有三，而阳明之辨，所尤重在能食为胃强，不能食为胃衰。大都能食者，皆可攻下，但有缓急之殊。惟是不能食者，乃有挟虚寒、挟结热之不同。虚寒则食谷欲呕，及干呕吐涎沫之症，宜吴茱萸汤温之。结热则腹满不大便，谵语而脉涩者，当用蜜煎胆导，不得拘于腑病为阳，概用寒下而禁用温剂也。又有下利后，心下痞，肠鸣干呕者，用甘草泻心汤，以药甘为泄满法。瘀热发黄，用茵陈蒿汤，从小便以逐秽法，不可不知也。

● 吴茱萸汤

阳明吐谷喜茱萸[1]，姜枣人参却并驱[2]；吐利燥烦手足冷，吐涎头痛立功殊。

吴萸泡　人参各二钱　生姜四钱　大枣三枚

水煎服。

此方降浊阴，扶生气，俾震坤合德，土木不害[3]。

● 甘草泻心汤

下利腹鸣干呕痞，大枣芩连姜夏使；甘草泻心汤合宜，泄满降浊斯为美。

---

〔1〕吐谷：食后呕吐。《伤寒论》："食谷欲呕，属阳明也。"

〔2〕并驱：并驾齐驱的意思。

〔3〕震坤合德，土木不害：罗天益说："吴茱萸得东方震气，辛苦大热，能达水郁，直入厥阴，降其阴盛之浊气，用以为君；人参秉中和正气，甘温大补，能接天真，挽回性命，升其垂绝之生气，用以为臣；佐姜、枣和胃而行四末。斯则震坤合德，木土不害。"震，指吴茱萸，"吴茱萸得东方震气"。坤，地，指人参，"人参得地之精灵"。土，指胃；木，指肝。

炙草二钱　黄芩　干姜各一钱五分　半夏一钱　黄连五分　大枣二枚

水煎服。

● 茵陈蒿汤

黄如橘色腹微满，头汗，剂颈而还[1]。余处无汗小便短；三倍茵陈栀大黄，内外瘀热如洗盥。

茵陈六钱　栀子五枚　大黄二钱

水三杯，先煮茵陈，至杯半，后入诸药，煮至八分，温服，日三服，小便当利。尿如皂荚汁，色正赤，一宿腹减，黄从小便去也。

麻黄连豆汤，散太阳无汗之黄；若在太阳阳明之间，用栀子柏皮汤以清火；若在阳明之里，当用此汤以遂秽。

---

〔1〕头汗，剂颈而还：只头部发汗，至颈而止。剂，通"至"。

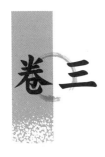

卷三

少阳上篇方法

提纲有口苦、咽干、目眩之症，三者
能开能合，相火为害，故病法当清火。

少阳主半表半里，寒热相杂。若邪在半表，其寒热往来于外，宜以小柴胡汤解半表之虚邪，以大柴胡汤解半表之实热；若邪在半里，其寒热相搏于中，则为呕吐、腹痛，以黄连汤主之；其寒热互结于心下，则为痞满、呕逆，以半夏泻心汤主之；其寒热相距于心下，则为柜格，食入即出。以干姜黄芩黄连人参汤主之；若邪全入于里，则为胆腑受病，胆火下攻于脾而为自利，有黄芩汤法；脏火上逆于胃，利又兼呕，有黄芩加半夏生姜汤法。此皆少阳正治方法也。

盖少阳为枢[1]，职司开合。而转运其枢，全赖胃气充满，则开合有权，其邪不能内犯；胃气不振，则关钥废驰[2]，邪得出入矣。

● 小柴胡汤

脉弦胁痛小柴胡，夏草姜芩参枣扶；和解少阳为正法，阳明兼症岂殊途？

柴胡四钱　人参　黄芩　炙草　生姜各一钱五分　半夏二钱　大枣二枚

---

［1］枢：门上的转轴，引申为枢纽。

［2］关钥废驰：如关卡要地的钥匙失去应有的作用。这里比喻胃气不振，少阳失去司开合的职能。废驰，即废弛，废弃懈怠。

水二杯，煎一杯半，去滓，再煎八分，温服。

此方以二剂合作一剂，方称原方三服之一。今易作小剂，徇时好也[1]。涤于医者，必照古法，不待余赘[2]。少阳介于两阳之间，须兼顾三经，故药不宜轻。去渣再煎者，此方乃和解之剂，再煎则药性和合，能使经气相融，不复往来出入。古圣不但用药之妙，其煎法具有精义。

加减法：若胸中烦而不呕者，去半夏、人参，加栝蒌二钱，若渴者，去半夏，加人参五分，栝蒌根二钱；若腹中痛者，去黄芩，加白芍药一钱五分，若胁下痞鞕，去大枣，加牡蛎二钱；若心下悸而小便不利者，去黄芩，加茯苓二钱；若不渴，外有微热者，去人参，加桂枝一钱五分，温覆取微似汗；若咳者，去人参、大枣、生姜，加五味子七分，干姜一钱。

● 大柴胡汤

脉弦而沈沈有力，相为结热下宜亟[3]；芩芍枣夏枳柴姜，大柴汤是小柴翼。

柴胡四钱　半夏　黄芩　芍药　枳实各一钱五分　生姜二钱五分

煎法同小柴胡汤。

此方本无大黄，所云结热，非实热也；下解其热，非导其便也。小柴胡汤治半表之虚，此治半表之实，即小柴胡汤之翼也。今《活人书》每以此方代承气汤，取大便微利，重在大黄，略变仲景之法，不可不知。

● 黄连汤

胸中有热胃邪丽[4]，黄连甘草干姜桂，人参夏草理阴阳[5]，呕吐腹痛

---

〔1〕徇（xún 旬）时好：曲从世俗的爱好。

〔2〕赘（zhuì 坠）：多，啰嗦。

〔3〕亟（jí 吉）：急切、迅速。

〔4〕丽：附着。

〔5〕草：当为"枣"。

为妙剂。

黄连　炙草　干姜　桂枝各一钱五分　人参五分　半夏一钱　大枣二枚

水煎，分二服，日三夜二。

即柴胡汤以桂枝易柴胡，以黄连易黄芩，以干姜易生姜。此症虽无寒热往来于外，而有寒热相搏于中，所以寒热攻补并用，仍不离少阳和解法也。

● 半夏泻心汤

满而不痛则为痞，心膈难开何所以？夏草参连芩枣姜，宜通胶滞同欢喜[1]。

半夏三钱　黄芩　干姜　炙草　人参各一钱五分　大枣二枚　黄连五分

水煎温服。

● 干姜黄芩黄连人参汤

厥阴寒格用干姜[2]，吐下芩连是所长；误治致虚参可补，分途施治不相妨。

人参　黄连　黄芩　干姜各一钱五分

水煎服。

入口即吐，是火上炎之象，故苦寒倍于辛热。但吐、下误后，中外之气索然[3]，故以人参补其中气，其以助干姜之辛，冲开格逆[4]，而吐止食入矣。凡呕家夹热不利于橘半者，服此方而晏如[5]。

---

〔1〕胶滞：指黏着性的阻滞物。

〔2〕寒格：上热下寒相格拒。

〔3〕索然：离散的样子。

〔4〕格逆：脾胃阻格不通引起呕逆。

〔5〕晏（yàn 宴）如：安逸。

● 黄芩汤

黄芩汤用甘芍草,太阳少阳合病讨[1];下利只须用本方,兼呕姜夏加之好。

黄芩二钱　炙草　芍药各二钱　大枣三枚

水煎服,日二夜一。

● 黄芩加半夏生姜汤

即前汤加半夏二钱,生姜三钱,煎服法同。

二阳合病,邪入少阳之里,胆火下攻于脾,故自下利;上逆于胃,故兼呕也。此汤苦甘相济,调中以存阴也。兼呕者,加半夏以降逆,生姜以散邪也。

---

[1]太阳少阳合病讨:《伤寒论》:"太阳与少阳合病,自下利者,与黄芩汤。"讨,治疗;原义为讨伐。

少阳中篇方法

少阳虽有汗、吐、下三禁，而法又有口不渴、身有微热，以微热验其表邪尚在。去人参，加桂枝以取汗。伤寒六七日，发热微恶寒，支节烦疼[1]，微呕，心下支结，支，撑也，若有物支撑在胸胁间，外症未去者，以柴胡桂枝汤汗之。下后胸胁满微结，小便不利，渴而不呕，头汗出，邪郁于经，不得外越，但升于头而汗出也。往来寒热，用柴胡桂枝干姜汤以汗之。又有柴胡症具而反下之，心下满而鞕痛，此为结胸，大陷胸汤主之。本柴胡症，医以丸药下之，微利，胸胁满而呕，日晡热者[2]，小柴胡加芒硝汤下之。是汗、下之法，不可不审用也[3]。

● 柴胡桂枝干姜汤

寒热往来头汗出，心烦胸胁满而窒；柴芩姜蛎栝蒌甘，花粉桂枝加减匕。

柴胡四钱　桂枝　黄芩各一钱三分　栝蒌根二钱　干姜　牡蛎　炙草各一钱

水煎服，初服微灼，再服汗出而愈。

按：本方用干姜，一以散胁之微结，一以济芩、蒌之苦寒，使阴阳和而寒热已也。

---

〔1〕支节：四肢关节。支，同"肢"。

〔2〕日晡：指午后 3~5 时。

〔3〕审用：周密辨证使用。

● **大陷胸** 见《太阳》救误篇

● **柴胡加芒硝汤**

少阳邪入阳明府，日晡热潮胁满吐[1]；甘夏参芩柴枣姜，芒硝加上病方愈。

柴胡一钱二分　黄芩　炙草　生姜　人参各一钱　半夏七分

枣二枚[2]　芒硝一钱

水煎，后入芒硝一二沸，服。

按：胸胁满而呕，少阳之邪正盛也；日晡所发潮热，阳明之热已结也；本宜大柴胡汤两解之，因此丸药误下，强逼溏粪，胃气大伤，大柴胡汤有大黄、枳实之峻，必不堪受，不如小柴胡汤有人参、甘草以扶之也。加芒硝者，胜热攻坚，速下不停，无伤胃气，是以峻攻之药，为补养法也。

● **柴胡桂枝汤**

太阳未罢少阳多，支节烦疼寒热过，津液一通营卫洽，小柴方内桂枝加。

柴胡二钱　黄芩　桂枝　芍药　生姜各八分　人参一钱五分　炙草二分

枣二枚

煎服。

按：此太阳邪轻、少阳邪甚之方，故汤名以柴胡为冠也。《活人》往往取代桂枝汤，看似变通，实乱仲景之法。余推《活人》所以取代之故，以《论》中有"和其营卫，以通津液，后自愈"十一字也。

---

〔1〕热潮：即"潮热"。
〔2〕枣二枚：锦章书局版为"大枣一枚"。

少阳下篇方法

少阳失治，坏症最多，非有补天浴目手段[1]，不足以语此。《论》云："伤寒八九日，下之，胸满烦惊，小便不利，谵语，一身尽重，不可转侧者，柴胡加龙骨牡蛎汤主之。"

● 柴胡加龙骨牡蛎汤

太阳误下心烦惊，谵语身沉水不行[2]；芩夏参枝柴姜枣，茯丹龙牡定神明。

柴胡　龙骨　牡蛎　生姜　人参　茯苓　铅丹　黄芩　桂枝　半夏各一钱五分　大枣二枚

水煎，入大黄二钱，更煮二三沸，温服。

此乃正气虚耗，邪已入里，而复外扰三阳，故现症错杂，药亦随证施治，真神化无方也。今借治癫痫症神效。

● 传经发明

按宋、元以后医书，皆谓邪从三阳传入，俱是热症，惟有下之一法。《论》中四逆、白通、理中等方，俱为直中立法。何以谓之直中？谓不从三阳传入，径入三阴之脏，惟有温之一法。凡传经俱为热症，寒邪有直中而无传经，数百年来相沿之说也。

余向亦涤信其然，及临症之久，则以为不然。"直中"二字，《伤寒论》虽无明文，而直中之病则有之。有初病即见三阴寒症者，即宜大温之：有初

---

[1] 补天浴目：比喻技术非凡。
[2] 水不行：指小便不利。

病即见三阴热症者，即宜大凉之，大下之；是寒热俱有直中也。世谓直中皆为寒症者，非也。有谓递次传入三阴，尽无寒症者，亦非也。

盖寒热二气，盛则从化。余揆其故则有二：一从病体而分，一从误药而变。

何则？人之形有厚薄，气有盛衰，脏有寒热。所受之邪，每从其人之脏气而为热化寒化。今试譬之于酒，酒取诸水泉，寒物也；酒酿以曲药，又热物也。阳藏之人，过饮之不觉其寒，第觉其热，热性迅发，则为吐血、面疮诸热症作矣。阴藏之人，过饮之不觉其热，但觉其寒，寒性凝滞，则停饮、腹胀、泄泻诸寒症作矣。知此愈知寒热之化，由病人之体而分也。

何谓误药而变？凡汗、下失宜，过之则伤正而虚其阳；不及则热炽而伤其阴。虚其阳，则从少阴阴化之症多，以太阳、少阴相表里也；伤其阴，则从阳明阳化之症多，以太阳、阳明递相传也。所谓寒化热化，由误治而变者此也。

至云寒邪不相传，更为不经之说。仲景云：下利腹胀满、身体疼痛者，先温其里，乃攻其表。温里宜四逆汤，攻表宜桂枝汤主之。此三阳阳邪传入三阴，邪从阴化之寒症也。如少阴症下利，白通汤主之。此太阳寒邪传入少阴之寒症也。如下利清谷、里寒外热、汗出而厥者、通脉四逆汤主之。此少阴寒邪传入厥阴之寒症也。谁谓阴不相传，无阳从阴化之理乎？

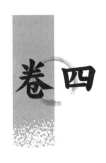

太阴全篇方法

太阳为湿土，纯阴之脏也。故病一入太阴，邪从阴化者多，从阳化者少。从阴化者，如《论》中腹满吐食，自利不渴，手足自温，时腹自痛，宜四逆汤、理中汤之类主之。从阳化者，如《论》中发汗不解，腹满痛者，急下之，宜大承气汤。腹时痛者，桂枝加芍药汤；大实痛者，桂枝加大黄汤是也。

● 理中圆及汤

理中白术草姜参，益气驱寒走太阴；只取中焦交上下，辛苦相辅意殊深。

人参　白术　干姜　炙草各等分为末

蜜丸如鸡子黄大，以沸汤和一丸，碎，温服之，日三四服。腹中未热，益至三四丸。服后如食顷，啜粥。然丸不及汤，又以四味切片，作汤服之。

参、草甘以和阴，姜、术辛以和阳，辛甘相辅以处中，上交于阳，下交于阴，阴阳和顺则百病愈矣。

若脐上筑者[1]，肾气也，去术加官桂；吐多者，去术加生姜；下多者，还用术；悸者，加茯苓；渴欲饮水者，加术；腹中痛者，加人参；寒者，加干姜；腹满者，加附子。

----

〔1〕筑：濡动。

● 桂枝加芍药汤

桂枝汤加芍药一倍。倍芍药者，能监桂枝深入阴分，升举误下之邪出入阳分，而腹痛自意。

● 桂枝加大黄汤

桂枝汤加芍药一倍，大黄七分。倍芍药者，苦以泄其坚；加大黄者，通以导其滞也。

腹痛桂枝倍芍药，大黄枳实更加酌；痛从太阳误下来，仍用太阳方斟酌。

● 四逆汤　大承气汤

盖脾胃同处腹中，腹痛、腹满，两者皆有之。然腹满为太阴病，心下满为阳明病。其阳明亦有腹满者，但阳明腹满与热同化，兼有潮热、自汗、不大便之症，不似太阳与湿同化，兼有发黄、暴烦、下利秽腐之症也。

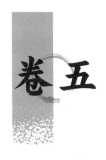卷五

少阴全篇方法

《论》云："少阴之为病，脉微细，但欲寐也。"只此二句为提纲，此篇则分析而言之。

少阴肾经，水火之脏。邪伤其经，随人虚实，或从水化而为寒，或从火化而为热。水化为阴寒之邪，是其本也；火化为阳热之邪，是其标也。阴邪其脉沉细而微，阳邪其脉沉细而数。至其见证，亦各有别：阴邪但欲寐，身无热；阳邪虽欲寐，则多心烦；阴邪背恶寒，口中和；阳邪背恶寒，口中燥；阴邪咽痛不肿，阳邪咽痛则肿；阴邪腹痛，下利清谷；阳邪腹痛，下利清水，或纯青色，或便脓血也；阴邪外热面目赤，里寒大便利、小便白；阳邪外寒手足厥，里热大便秘、小便赤。此少阴标本寒热之脉症也。凡从本之治，切宜温寒回阳；从标之治，切宜攻热救阴。其机甚微，总在临症详究，辨别标本寒热，以急施其治，庶克有济，稍缓则不及矣。

少阴症有化寒化热两途，施治不外回阳、救阴二法，人固知之矣。而抑知回阳之中，而有兼汗兼温之异乎？《论》云："少阴病始得之，反发热，麻黄附子细辛汤主之[1]。"云："少阴病，得之二三日，麻黄附子甘草汤

----

[1]少阴病始得之，反发热，麻黄附子细辛汤主之：此条"反发热"下面，《伤寒论》原文还有"脉沉者"。

微发汗，以二三日无里证，故微发汗也。"盖二症俱以少阴而得太阳之热，故用麻黄以发汗。因二症之脉俱沉，用附子以固肾，肾固则津液内守，汗不伤阴。一合细辛，犹麻黄汤急汗之峻剂，一合甘草，犹桂枝缓汗之和剂也。至于呕逆腹痛，小便不利，用真武汤；背恶寒，用附子汤；昼日烦躁、夜而安静，用姜附汤；四肢逆冷，用四逆汤，四肢逆冷而脉细欲绝用通脉四逆汤；吐利虽止、汗出而厥、四肢拘急、脉微欲绝者，用通脉四逆加猪胆汁汤；下利脉微，用白通汤；利不止、厥逆无脉、干呕烦者，用白通加人尿猪胆汁汤；吐利、手足逆冷、烦躁欲死者，用吴茱萸汤；恶寒脉微而利、利止者，亡血也，用四逆加人参汤；汗下之后，病仍不解，烦躁者，用茯苓四逆汤。已上诸方[1]，温而兼补，皆所以回阳也。

抑又知救阴之中，更有补正攻邪之别乎？如咽痛，用甘草汤、桔梗汤、半夏散及汤、苦酒汤、猪肤汤；心烦不卧，用黄连阿胶汤；不眠烦渴、小便短赤，用猪苓汤；阳邪伤阴，阴伤不能接阳，为四肢逆冷，用四逆散；下利脓血，用桃花汤，皆救阴中之补正剂也。如口燥咽干，宜急下之；自利清水、色纯清、心下必痛、口干燥者，可下之；六七日腹胀不大便者，急下之。凡日急者，不可缓之须臾，致邪火烁干津液而死[2]，以大承气汤主之，皆救阴中之攻邪剂也。

● 麻黄附子细辛汤

麻黄　细辛各二钱　附子一钱

水煎麻黄去沫，入诸药同煎，温服。时师细辛只用一钱[3]。

---

〔1〕已：通"以"。

〔2〕烁：灼伤。

〔3〕时师细辛：现在一般医师使用细辛。

● 麻黄附子甘草汤

即前方去附子，加炙草二钱。

发热脉迟属少阴，麻黄附子细辛寻；细辛不用加甘草，温肾驱寒用意深。

二症俱发热，故俱用麻黄以发汗；脉俱沉，故俱用附子以固肾，肾固则津液内守，汗不伤阴。一合细辛，犹麻黄汤急汗之法；一合甘草，犹桂枝汤缓汗之法也。

● 真武汤

腹痛肢疼咳呕凑[1]，此方真武推神守；茯苓芍术附子姜，燠土镇水各入扣[2]。

茯苓　芍药　生姜各三钱　白术三钱　附子一钱

水煎服。

附子壮元阳，则水有所主；白术建土气，则水有所制；合芍药之苦以降之，茯苓之淡以泄之，生姜之辛以行之，总使水归其壑[3]。今人以行水之剂，自为温补之剂，误矣。

若嗽者，加五味子一钱，干姜、细辛各五分，时法去生姜；若小便利者，去茯苓；若下利，去芍药，加干姜二钱；若呕者，去附子，倍加生姜。

● 附子汤

口和脉细背憎寒，火灸关元即刻安；芍药人参苓术附，身疼肢冷是神仙。

附子　人参各二钱　茯苓　芍药各三钱　白术四钱

---

〔1〕凑：聚合；会合。

〔2〕燠（yù 玉）土镇水：锦章书局版为"镇水燠土"。燠，暖。

〔3〕壑（hè 贺）：坑谷；深沟。

水二杯，煎八分，温服。

此汤药品与真武相当。惟生熟、分两各异。其补阳镇阳，只在一味转旋[1]，学者所当深心体会。

● 干姜附子汤

昼而烦躁属阳虚，阳虚有二：有喜阳者，有畏阳者。大抵阴亦虚者畏阳，阴不虚者喜阳，此因下后阴亦虚，故反畏阳也。脉见沉微误汗余[2]；下后岂容更发汗？干姜附子补偏欤[3]。

干姜　附子各三钱

水煎服。

余于《活人》百问烦躁症中注此方下。阴盛偏安于阴分，故夜而安静，何相反至是？而不知此言阴虚者，言吾身真阴之虚也；彼言阴盛者，言阴寒之气盛也。阴阳二字，各有所指。

● 四逆汤

四逆姜附君甘草，除阴回阳为至宝；彻上彻下行诸经[4]，三阴一阳随搜讨[5]。

炙草二钱　干姜一钱五分　附子生用，一钱

水一杯半，煎八分服。

----

〔1〕只在一味转旋：只在一味药变化。即真武汤与附子汤比较，前者多一味生姜，后者多一味人参。

〔2〕误汗余：错误地发汗以后。

〔3〕补偏欤：补旧虚的意思。欤，语气助词。

〔4〕彻上彻下：宣通上焦，透顺下焦。彻：通；透。

〔5〕三阴一阳：指少阴、太阴、厥阴和太阳。

生附子、干姜，彻上彻下，开辟群阴，迎阳归舍，交接十二经，为斩旗夺关之良将；而以甘草主之者，从容筹画，自有将将之能也[1]。

此方少阴用以扶元海之阳，太阴用以温脏中之寒，厥阴薄厥，阴欲立亡，非此不救，至于太阳误汗亡阳，亦用之。

● 通脉四逆汤

即四逆汤倍用干姜。

● 通脉四逆加猪胆汁方

即前方煎成，入猪胆汁九茶匙。时法以黄连二分，研末代之。

四逆倍姜名通脉，疾呼外阳归其宅[2]；更加猪胆汁些微，借其苦寒通拒格。

名通脉者，以此时生气已离，亡在顷刻，若以柔缓之甘草为君，岂能疾呼外阳而使返耶？故易以干姜。而仍不减甘草者，恐散涣之余，不能当干姜之猛，还借甘草以收全功也。后方加猪胆汁者，速阳药下行。

加减法：面赤者，加连须葱三茎；腹痛者，去葱，加芍药二钱；呕者，加生姜二钱；咽痛，去芍，加桔梗一钱；利止脉不出者，去桔梗，加人参二钱。

● 白通汤

干姜　附子各三钱　葱白二茎，每茎约二寸半

水二杯煎八分，温服。

姜、附燥肾之所苦，须借葱白之辛以通之。葱白通上焦之阳，下交于肾；附子启下焦之阳，上承于心；干姜温中土之阳，以通上下。上下交，水火济，利自止矣。

---

〔1〕将将：统率将领。前一个为动词，后一个为名词。
〔2〕疾呼：此作"很快促使"讲。　外阳：浮阳。

● 白通加猪胆汁汤

即白通汤入人尿十五茶匙，猪胆汁七茶匙，令相得[1]，温服。

寒盛格热，当用监制之法。人尿之碱，胜猪胆汁之苦；猪胆汁之苦，胜姜、附之辛；辛受制于碱苦，则碱苦为之向导，便能下入于少阴，俾冷性消而热性发，其功乃成。又为外护法也。

少阴下利白通汤，无脉呕烦胆汁将[2]；葱白入阴通否隔[3]，回阳附子与干姜。

● 吴茱萸汤 见《阳明》

● 四逆加人参汤

脉微而利更憎寒，利止血亡气亦残[4]；四逆汤中参速配，重生津液渐恬安[5]。

即四逆汤加人参一钱。

● 茯苓四逆汤

烦躁转增汗下后[6]，真阳扰越势难救；四逆加参重茯苓，症类栀豉须互究[7]。

---

〔1〕相得：即将诸药相互调和均匀。

〔2〕将：扶助。

〔3〕否隔：即痞隔，指阴阳格阻不通。否，通"痞"。

〔4〕血亡：指腹泻后津液耗亡。 残：被伤害。

〔5〕渐：锦章书局版为"乃"。 恬（tián 甜）安：平安无事。

〔6〕烦躁转增汗下后：用发汗、攻下治疗后，病仍不解，反增烦躁。

〔7〕栀豉：栀子豉汤症。 互究：比较，鉴别。锦章书局版为"细究"。

即四逆汤加人参一钱，茯苓六钱。

此为汗下之后，厥悸不愈，忽增烦躁，为水气凌心之症。然必参以他症，方不误认为栀子豉汤症。

● 甘草汤

甘草六钱

水三杯，煎一杯，分三次服。

● 桔梗汤

即前方加桔梗三钱。

缓以甘草开桔梗[1]，少阴客热不须猛；咽痛分合先后宜，淡而不厌须静领。

● 半夏散及汤

阴火攻咽必挟痰，风邪内薄势相参[2]；桂枝半夏及甘草，经训当遵勿妄谈[3]。

半夏　桂枝　炙草

各等分为末，白饮和服三钱，日三服，不能服散者，水煮七沸，入散三钱，再煎三沸，少冷，少少咽之。

《本经》：半夏治咽喉肿痛，桂枝治喉痹。此乃咽喉之主药，后人以二味为禁药，何也？

---

〔1〕缓以甘草：用甘草清热解毒而缓痛。　开桔梗：桔梗辛甘苦泄，以开肺豁痰，利咽止痛。

〔2〕薄：通“逼”。

〔3〕经训当遵勿妄谈：是针对后人认为“半夏有毒，不当散服”及以半夏、桂枝为治咽禁药而言。经训，经典著作的教导。

● 苦酒汤

少阴咽痛且生疮，半夏鸡清苦酒汤；涤饮消疮除伏热，发声润燥有专长。

半夏洗七枚，切作十四片，鸡子黄一个，去黄，纳半夏，著苦酒中[1]，以鸡子壳置刀环中[2]，安火上，令二沸，去滓，少少含咽之。不差，再服。

● 猪肤汤

利余咽痛用猪肤[3]，蜜粉和中助转输；彘主肾经肤主肺[4]，谁将妙谛反三隅[5]？

猪肤四两，水七杯，煮三杯，入白蜜七钱，米粉四钱，熬香，分二三服。

少阴之脉，循喉咙，挟舌本。少阴二三日咽痛，是阴火上冲，可与甘草汤，甘凉泻火，以缓其热。不差者，配以桔梗，兼辛以散之之义也。至下利咽痛，是肾液下泄，不能上濡于肺，络燥而为咽痛者，又非甘、桔所能治，当以猪肤润肺肾，白粉[6]、白蜜缓之于中，而上、中、下之燥邪解矣。此三方为正治之轻剂也。若阴症似阳，恶寒而欲吐者，又非甘、桔所能疗，当用半夏之辛温，散其上逆之寒；桂枝之甘温，散其阴寒之气。或散或汤，随病人之意也。如喉痛且伤，生疮、不能言语者，不得即认为热症，仍取半夏之辛以豁痰，苦酒之酸以敛疮，鸡子白之清以发声，少少含咽，内外兼治之法也。若夫里寒外热，手足厥逆，咽痛，用四逆汤。详于本方之下，宜合参之。

---

〔1〕苦酒：即米醋。
〔2〕刀环：古代钱形狭长如刀，柄端有环中间空，叫刀环。便于架蛋壳置于火上。
〔3〕利余：下利后。
〔4〕彘（zhì 智）：猪。
〔5〕妙谛：巧妙的组成。
〔6〕白粉：米粉。

● 黄连阿胶汤

心烦不卧主阿胶，鸡子芩连芍药交；邪入少阴从热化，坎离交媾在中爻[1]。

黄连二钱　黄芩五分　芍药一钱　阿胶一钱五分　鸡子黄一枚

水一杯半，煎八分，去滓，入阿胶烊尽，少冷，入鸡子黄搅匀，温服，日三服。

● 猪苓汤 见《阳明》

● 四逆散

阳邪伤阴亦四逆，枳实芍草攻和策；四逆，四肢逆冷也。热邪结阴，以枳实泄之；热邪伤阴，以芍、草和之。阴为阳伤不接阳，和其枢纽柴专责。

枳实　芍药　柴胡　甘草各一两

为末，白饮和服，日二三服。

咳者，加五味、干姜各两半，并主下利；悸者，加桂枝五钱；小便不利者，加茯苓五钱；腹中痛者，加附子（炮）半枚；泄利下重者，先浓煎薤白汤，内药三钱，再煎一二沸，温服。

● 桃花汤

少阴下利便脓血，粳米干姜赤脂啜；阳明截住石脂入手阳明，姜、米入足阳明。肾亦安，腹痛尿短痛如撒。

赤石脂一两六钱，留少许筛末　干姜一钱　粳米四钱

---

〔1〕坎离：均为八卦名称。离，离卦，为火，主心火；坎，坎卦，为水，主肾水。
　　交媾（gòu 够）：交接。　爻（yáo 姚）：八卦中每一卦的长短横道。

水四杯，煎二杯，入赤脂末方寸匕，分两服。若一服愈，余勿服。

此是手、足阳明感少阴君火，热化太过，闭藏失职，开合尽撤，缓则亡阴，故只涩阳明之道路，利止而肾亦安。

● **大承气汤** 见《阳明》

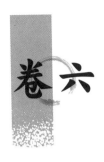

卷六

厥阴全篇方法

厥阴之为病，消渴，气上撞心，心中疼热，饥而不欲食，食则吐蛔，下之，利不止。《论》云总纲。

厥阴，阴尽阳生之藏，与少阳为表里者也。故其为病，阴阳错杂，寒热混淆，邪至其经，从化各异。若其人素偏于热，则邪从阳化，故消渴、气上冲心、心中疼、口烂、咽痛、喉痹、喉痈、便血等阳症见矣。大法用乌梅丸，苦寒之中，杂以温补之品，以治其本。而厥深热亦深，必用大、小承气汤；厥微热亦微，只用四逆散；下利后重者，必白头翁汤，非一于苦寒者，不能胜之也。若其人素偏于寒，则邪从阴化，故手足厥冷、脉微欲绝、肤冷、藏厥、下利、除中等阴症见矣[1]。大法以四逆汤、通脉四逆汤为主，不可杂以苦寒之品，以掣其肘也[2]。如初起手足厥寒、脉细欲绝，以厥阴之藏，相火游行其间，不遽用姜、附之热，只用当归四逆汤和之。内有久寒，再加生姜、吴萸以温之。如干呕、吐涎沫，吴茱萸汤主之。若夫乌梅丸，温补之中，加以苦寒，乃治寒以热，凉而行之之意，最得厥阴之和法。盖厥阴所重，

[1] 除中：病名。《伤寒论》：厥阴病，若中气将绝而反能食者，称为除中。

[2] 掣（chè 彻）其肘：比喻从旁牵制主药的作用。

在护其生气，不专参、术之补，姜、附之热，与太阴少阳不同也。

少阳不解，传变厥阴而病危；厥阴病衰，转属少阳为欲愈。阴阳消长，大伏危机[1]。

厥阴为乙木[2]，性宜沉，木中有火，沉则火下守而肾水温，升则火上冲而肾水寒。《论》云："消渴，心中疼热。"皆火外之病也。《论》云："饥不能食[3]，食则吐蛔。"皆肾水寒，胃气因而不暖，致木气肆逆于胃口，则不食；木盛生风，则生虫也。《论》云："下之，利不止。"亦肾中寒而不能闭纳也。此经为病。阴阳错杂，惟乌梅丸可以统治之。

● 合参

厥阴，木中有火，此火为阴火，故有时而下，有时而上。厥为阴，阴气下行极而上，则发热矣；热为阳，阳气上行极而下，则又厥矣；调合于两者之间，功在安胃。故乌梅丸蒸于饭上，佐以人参，下以白饮[4]，皆安胃之意。程云[5]："他症发热时不复厥，发厥时不复热，盖阴阳互为往复也。惟此症孤阳操其胜势，厥自厥，热自热，厥深则热亦深，厥微则热亦微，而发热中兼夹烦渴下利之里症，总由阳陷于内，菀其阴于外而不相接也[6]。"

乌梅丸中，细辛一味最妙。乌梅丸破阴以行阳，于酸辛入肝药中，微加苦寒，纳逆上之阳邪，顺之使下，为厥阴症之总方。

---

〔1〕大伏：潜伏。

〔2〕厥阴为乙木：厥主肝，肝在五行属木，肝与胆相表里，胆亦属木，因胆属阳，肝为阴，故称胆为甲木，肝为乙木。

〔3〕饥不能食：《伤寒论》原文为"饥而不欲食"。

〔4〕下以白饮：用白饮送服下。白饮，即汤水，此指白米汤。

〔5〕程：程应旄，字郊倩，清、新安县人，著有《伤寒论后条辨》。

〔6〕菀（yùn 运）：通"蕴"，郁结，积滞。

胜复之机[1]，操自胃气。胃气热者，阴当复而不复，则为厥深热深之症；胃气寒者，阳当复而不能复，则为肤冷藏厥之症。

● 乌梅丸

乌梅丸内柏连姜，参桂椒辛归附当；寒热散收相互用，厥阴得此安定康。

乌梅九十三枚　干姜一两　当归四钱　黄连一两六钱　蜀椒四钱，炒　桂枝　人参　黄柏　附子　细辛各六钱

各研末，以苦酒浸乌梅一宿，去核，饭上蒸之，捣成泥，和药令相得，入炼蜜，共捣千下，丸如桐子大。先饮食，白饮和服十丸，日三服，渐加至二十丸。

《内经》云[2]，伏其所主，先其所因，或收或散，或逆或从，随所利而行之。调其中气，使之和平。此方深得经旨，为厥阴病之总法。

● 白头汤

白头翁主厥阴利，下重喜水津耗类；连柏秦皮四味煎，坚下兼平中热炽。

白头翁一钱　黄柏　黄连　秦皮各一钱五分

水煎服，不愈，更作一服[3]。

大寒以清中热，故治欲饮水；大苦以坚下焦，故止下利。

---

〔1〕胜复：运气学术语。指胜气与复气的关系，其一般规律是凡先有胜，后必有复，以报其胜。古人用它来说明自然气候的相胜相制关系，以探讨疾病的流行、病机、预后及治疗的关系。这里指厥阴病的一种病机。阳胜则热复，阴胜则寒复。

〔2〕《内经》：此处指《内经·素问·至真要大论》。

〔3〕更作一服：锦章书局版为"更作二服"。

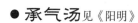

● **承气汤** 见《阳明》

● **四逆散　四逆汤　通脉四逆汤** 俱见《少阴》

● **当归四逆汤**

当归　芍药　桂枝　细辛各一钱五分　炙草　木通各一钱　大枣四枚

水煎温服。此方之多用大枣，即建中汤之重用胶饴意也。时法用此方，倍加当归，细辛只用一钱。

当归四逆加吴萸生姜汤

即前方加吴萸（泡）二钱，生姜四钱，酒水各半杯煎，温服[1]。

当归四逆甘通草，桂芍细辛并大枣；通脉养血此为神，素寒加入姜萸好[2]。

● **吴茱萸** 见《阳明》　**干姜黄芩黄连人参汤** 见《少阳》

● **白虎汤** 见《太阳》

---

〔1〕温服：上海科技版无"温"字。

〔2〕素寒：素有胃寒宿饮。

厥阴续篇

厥阴有用吐法者,《论》云:"手足厥冷,脉乍紧者[1],邪在胸中;心下满而烦,饥不能食者,病在胸中,须当吐之,宜瓜蒂散。"有用利水法者,《论》云:"厥而心下悸者,宜先治水,当服茯苓甘草汤,却治其厥[2];不尔,水渍其胃[3],必作利也。"有热厥下后之危症者,《论》云:"伤寒六七日,大下后,寸脉沉而迟,脾肺阳气下陷也。手足厥冷,下部脉不至[4],肝家之阴亦复衰竭,阴阳不相顺接,以故手足为之厥冷也。咽喉不利,唾脓血,厥阴之脉贯膈,上络肺,循喉咙之后,下后亡津液,遂成肺痿。泄利不止者,为难治,阴气下陷于阴分,阴分衰竭,故难治。麻黄升麻汤主之。升阳和阴,润肺补脾调肝,冀成万一之功。

● 瓜蒂散

胸中痞鞭寸微浮,气上冲分热汗流,小豆匀平瓜蒂散[5],稀糜承载出咽喉。

瓜蒂、赤小豆各等分为末,取二钱,以香豉一撮,用热汤煮作稀糜,和药散服之。不吐者,少少加,得快吐乃止。诸亡血家,不可与之。

● 茯苓甘草汤 见《太阳》篇

● 麻黄升麻汤

邪深阳陷脉沉迟,姜术麻黄升桂枝,归芍天冬苓石草,萎蕤润肺佐芩知。

---

[1]乍紧:忽然一现紧的脉。

[2]却:再。

[3]水渍(zì 自)其胃:水饮浸渍胃肠。胃,泛指胃肠。

[4]下部脉:尺脉。

[5]小豆匀平瓜蒂散:赤小豆与瓜蒂等量做成散剂。

麻黄二钱五分　升麻　当归各一钱　知母　黄芩　萎蕤各五分　白术　石
膏　干姜　芍药　天冬　桂枝　茯苓　甘草各三钱
　　先煮麻黄，去沫，复入诸药煎服。

阴阳易差后劳复病方法

《论》云："伤寒阴阳易之为病，其人身体重，少气，腹里急，或引阴中拘挛，热上冲胸，头重不欲举，眼中生花，膝胫拘急者，烧裈散主之[1]。"

《论》云："大病差后劳复者，枳实栀子汤主之。时医必用补中益气汤，误人矣。若有宿食者，加大黄如博棋子大五六枚。"

《论》云："伤寒差已后，更发热者，小柴胡汤主之。不因劳食而更发热者，此半表半里之间有留邪也，故用小柴胡汤，汤中有人参以扶正气，去余邪，乃和解法也。脉浮者，是热发在表。以汗解之；脉沉实者，是热发在里。以下解之。"脉浮是重感，脉沉实是饮食失节。

《论》云："大病差后，从腰已下有水气者，牡蛎泽泻散主之。"后人用五苓去桂，加牡蛎、海藻、甚稳。

《论》云："大病差后喜唾，久不了了者[2]，胃中有寒[3]，当以丸药温之，不可用汤药骤补。宜理中丸。"

《论》云："伤寒解后，虚羸少气，气逆欲吐者，竹叶石膏汤主之。"

新补《论》云："伤寒脉结代，心动悸，炙甘草汤主之。"

愚按：人身天真之气，全在胃口，津液不足即是虚，生津液即是补虚。仲师以竹叶石膏汤治伤寒解后虚羸少气，以甘寒为主，以滋津为佐，是善后第一治法。余以炙甘草汤，与六经症亦不甚合，想亦是既愈善后之计。《论》云："伤寒脉结代，气血两虚，经隧不通，阴阳不交，故缓时一止为结，止而不能自还为代。心动悸，发汗过多，血虚气馁，故心动悸。炙甘草汤主之。"

---

［1］裈（kūn 昆）：同"裤"，裤裆。

［2］不了了者：《伤寒论》原文无"者"字。

［3］胃中有寒：《伤寒论》原文为"胸上有寒"。

此以滋津为主，甘寒为佐，后人不知，以参、芪、术、苓、桂、附、归、熟之类温补之，宁不并余邪余热留之为害乎？张子和谓大病后，养以五谷五菜，即是补法，不用参、术、鸡、羊等助其余热致病，诚见道之言也[1]。

● 烧裈散

伤寒何谓阴阳易？病瘥交接余热客；方用阴前裈烧灰，求其所属治其剧。

取妇人裈，近前阴剪烧灰为末，水和服一二钱；小便利，阴头肿即愈，妇人病，用男子裈。

● 牡蛎泽泻散

病后上衰下部肿[2]，栝蒌蛎泽蜀葶勇；商根海藻泄虚邪，热撤水消方不恐。

牡蛎、栝蒌根、蜀漆、葶苈子、商陆、海藻[3]各等分为末，白汤和一钱五分，小便利，止后服，日三服。商陆，水煎服杀人，故用散。

● 竹叶石膏汤

解后虚羸尚欲吐[4]，人参粳米炙草护；麦冬半夏竹叶膏，消热解烦胃气布。

石膏八钱　半夏二钱　人参一钱五分　炙草一钱　麦冬三钱　粳米四钱　竹叶二十一片

水三杯，煎一杯半，去滓，内米，煮半熟[5]，汤成，去米温服，日三服。

---

〔1〕见道：通晓医道。

〔2〕上：指脾胃。　下部肿：腰以下浮肿。

〔3〕牡蛎、栝蒌根、蜀漆、葶苈子、商陆、海藻：《伤寒论》原文还有"泽泻"。

〔4〕解后：伤寒解后，大热已去，元气未复。

〔5〕内米，煮半熟：《伤寒论》原文为"内粳米，煮米熟"。"半"应是"米"之误。

滋养肺胃之阴气以复津液，此仲景治伤寒愈后调养方也。后之庸医，温补脾肾，大违圣训。

● 枳实栀子汤

劳复劳热多停滞[1]，枳实山栀同豆豉；水取清浆先后煎[2]，按之若痛大黄煮。

枳实二钱　栀子五枚　豆豉一撮

先以清浆水三杯，空煮至二杯，内枳实、栀子，煎至一杯，内豉煮五六沸，服，覆取微汗。若有宿食，内大黄一钱五分同煎。浆水即淘米之泔水，久贮味酸为佳。

● 小柴胡汤 见少阳　理中汤 见太阳

● 炙甘草汤

益虚参麦炙甘草，和调桂枝姜枣好；生地阿胶麻子仁，结成心悸此方宝。

炙草二钱　桂枝　生姜各一钱五分　人参一钱　麦冬　大麻仁各二钱五分阿胶二钱　地黄八钱　大枣二枚

水二杯，清酒一杯，煎八分，入胶烊，温服。

此仲景另开一补阴之门，疑为邪尽正虚病后补养之法，与竹叶石膏汤，为一寒一温之对子。

---

[1] 劳复劳热：疾病初愈，因劳累而复发，发热。

[2] 水取清浆：水用清浆水。

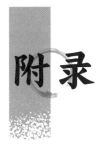

附 录

魏念庭先生《伤寒论》跋语

六经既叙，仍得而汇言之。先言表里之义。三阳固为表，而太阳非表之表乎？阳明非表之里乎？少阳非表中之半表里乎？三阴固为里，而太阴非里之表乎？少阴非里之半表里乎？厥阴非里中之里乎？再言经与藏府之表里。太阳经与膀胱也，阳明经与胃府也，少阳经与胆府也，非表中之表里乎？太阴经与脾藏也，少阴经与肾藏也，厥阴经与肝藏也，非里中之表里乎？

表里之义得，而汗、下之法可明矣。在表具可汗，是阴经可汗也。在里具可下，是阳经可下也。

请再言其升降之义。人之一身，胸膈居上，心居中之上，腹居中之下，少腹更在下。邪在上，则越之可也；邪在上之中，则泻之可也；邪在中之下，下之可也；邪在下，泄之可也。越者，升而散之也；泻者，徐而涤之也；下者，攻而除之也；泄者，就势而推致之也。

故除发汗解肌治表之外，又有泻心诸方以泻中上之邪；有承气诸方以下中下之邪；有抵当等汤以泄少腹在下之邪；外有和解一方，以治半表里之邪，皆审邪之所在，顺邪之性而治之也，俱不外升降之义也。

请再言寒热虚实之辨。正实则邪必虚，正虚则邪必实，其常也。正虚而邪亦虚，正实而邪亦实，其变也。治其邪实，而必不妨于正；治其正虚，而必无助乎邪，方为善治也。热则脉证具热，寒则脉证具寒，其真也；热而脉证似寒，寒而脉证似热，其假也。治其热而必兼顾其阳，治其寒而必兼顾其阴，方为妙法也。其间有寒热错杂之邪为患者，则又有寒热错杂之治，而救阴救阳之理，愈可明矣。阴盛而阳衰，必驯至有阴而无阳，此扶阳抑阴，应图之于早也。阳盛而阴衰，必渐成亢阳而亡阴，此济阴和阳，应识之于预也。阳亡而阴不独存，阴亡而阳不孤立，相维则生，相离则死，此又阴阳不可偏胜之大纲也。明乎此，则《伤寒论》六经之理已尽，而凡病具可引伸触类，其理无尽矣。止余之所以再为伸言也乎。

先生著《伤寒》本意，字栉句比，极见苦心。每卷中俱有独得之言，以补前人所未及，余最击赏。惜其刻意求新，不无偏处；远稽博采，不无泛处。守方氏伤寒、伤风、风寒两感之说，不能正其讹；徇时俗传经为热、直中为寒之说，不能辩其非，更为执一不通。至于驳杂处、矛盾处、附会处，不一而足，总属好高之过也。独此篇跋语，寥寥数话，仲师之全论，包括无遗。具能于全论中引而不发之意，一一阐出，与柯韵伯先生《论翼》不谋而合，而爽朗过之，真不厌百回读也。余于《伤寒》三注中，取旧歌若干首，十改其七，分配六经，各立方例，每方详注其所以然之妙。事竣，录先生此跋语以殿之。盖以先生学问素高，此篇更另出乎眼，疑有神助，即余自作，亦不是过也。未知海内诸君子，原余之掠美否？修园陈念祖自记于南雅堂。